PHARMACOPÉE

VÉTÉRINAIRE.

IMPRIMERIE DE Mme. Ve. DELAGUETTE,
RUE S.-MERRY, No. 22, A PARIS.

PHARMACOPÉE VÉTÉRINAIRE,

OU

NOUVELLE PHARMACIE HIPPIATRIQUE,

Contenant une classification des Médicamens, les moyens de les préparer et l'indication de leur emploi; précédée d'une Esquisse nosologique, et d'un Traité des substances propres à la nourriture du cheval et de celles qui lui sont nuisibles;

Par Mr. Bracy-Clarck,

Membre de la Société Linnéenne de Londres; de l'Académie des Sciences de Paris; des Sociétés d'Histoire Naturelle de Berlin, de Copenhague, de New-York, et de la Société royale d'Agriculture de Stutgard.

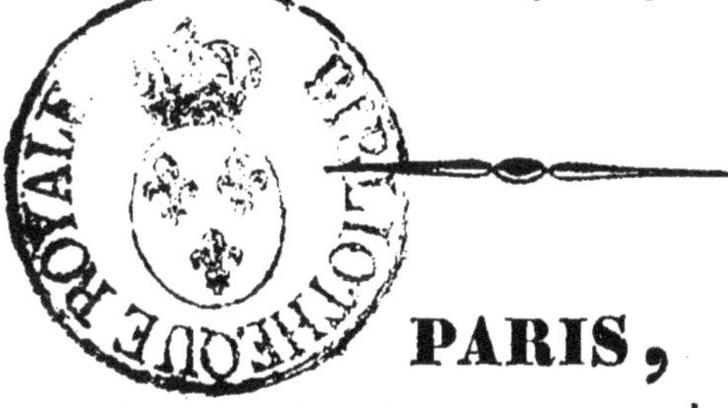

PARIS,
RAYNAL, LIBRAIRE-ÉDITEUR,
RUE PAVÉE-SAINT-ANDRÉ-DES-ARCS, No. 13.

1829.

PHARMACOPÉE

VÉTÉRINAIRE.

INTRODUCTION.

Faut-il que ce précieux animal, le cheval, dès l'instant qu'il tombe malade, continue à être la victime d'un faux système de traitement, et le tourmentera-t-on toujours dans sa misère, au lieu de le soulager. On dirait que, parce qu'il occupe un échelon inférieur à l'homme dans l'économie de la création, ce qu'il y a de plus dégoûtant doive lui servir de médecine, et que l'être le plus ignorant lui suffise pour médecin ! Au fond, possédant les mêmes élémens de matière et à peu près les mêmes organes que l'homme, il est soumis par la nature aux mêmes lois. Quel mélange de drogues, aussi absurdes que révoltantes, l'ignorance ne lui fait-elle pas avaler !

Des gens, sans aucunes connaissances ni aptitude préalables pour un pareil emploi, s'arrogent le droit d'être son médecin; car tel est la généralité des maréchaux ferrans. Une longue habitude les a constitué médecins légitimes du cheval. Il est à remarquer cependant, que le maréchal n'a pas toujours rempli cette fonction, qui ne date, en effet, que depuis que le fer maintenu par des clous a été inventé, coutume qui peut remonter à douze ou treize cents ans au plus. Avant cette période, des médecins vétérinaires, instruits comme tels, s'occupaient de cette profession suivant le degré de lumières que cet âge fournissait. Les écrits d'Absyrtus, Pélagonius, Hieroclès, Végétius et autres, nous l'apprennent. Ils étaient employés et soudoyés par les armées romaines, surtout par celles de l'Empire d'Orient, ou Bysantium.

Il est évident que les maréchaux ferrans n'ont jamais pu puiser dans leurs occupations ordinaires, pour acquérir des connaissances en médecine; qu'ils n'ont même ni découvert, ni encore appris les principes de l'art qui leur est propre, sans quoi ils auraient entrevu un vice fondamental dans ce dernier, produisant par ses propres erreurs, une complication de maux. Une bande de fer fixée à un pied élastique, pour un temps indéfini, ne leur paraissait d'aucune conséquence, bien qu'elle contrariât la loi principale de la construction du pied.

La découverte d'un principe, si simple en lui-même, est aussi nécessaire à l'art de bien ferrer que celle de la gravitation l'est à l'astronomie, celle de la boussole au navigateur, enfin, celle de l'électricité au météorologiste. J'ai taché de dépeindre, dans un autre ouvrage exclusivement destiné à ce sujet (*), les souffrances que cet animal a eu à éprouver, provenant de cette source, et je crois vraiment qu'il n'est pas possible de trouver des termes assez forts pour exprimer la somme des torts que ces hommes ont causée par leur ignorance à cet égard.

Revenons à leur médecine. Veut-on se convaincre, d'une manière démonstrative, de la misérable incapacité des maréchaux dans l'exercice de la médecine vétérinaire; qu'on jette seulement un coup-d'œil sur leur pharmacie. On la trouvera tantôt dans une arrière-cuisine, tantôt logée dans un trou sous l'escalier, ou bien pendue à la muraille, dans une méchante cassette, au coin le plus obscur de la forge. Là, les toiles d'araignée et le noir de fumée la dérobent également au jour et à la critique malicieuse, l'enveloppant d'un deuil profond. Une cruche remplie d'huile de vitriol, non rectifié, une autre d'esprit de térébenthine,

---

(*) Dissertation sur le Pied du Cheval et les effets de la Ferrure. Trois parties, in-4°., avec de nombreuses gravures représentant des sujets nouveaux.

une fiole contenant du sublimé corrosif, une seconde du beurre d'antimoine, le tout sans étiquettes ! Un tas de pots fêlés, brisés et enduits de graisse, avec une large cuillère de fer pour fondre du goudron, et de l'étoupe, voilà tout l'attirail.

On y peut ajouter ce qui s'y trouve ordinairement comme ingrédient universel, savoir : une bouteille d'huile d'anis, qui sert à déguiser, en toute occasion, par son odeur, la vraie nature de leurs amalgames. Ces acides concentrés ou délayés, simples ou composés, ainsi que le hazard le veut, mélangés sans mesure ni jugement, s'administrent aveuglément au pauvre cheval malade. La boîte de Pandore s'ouvre alors pour lui ; mais, hélas ! l'espérance n'est point au fond, car ces remèdes ne sont le plus souvent que les avant-coureurs d'un état misérable de souffrance et de la mort. Ils rendent par là incurables des maux légers, dont la guérison aurait été facile. Leur système de médecine, si l'on peut le qualifier de système, n'a subi probablement aucun changement, ni aucune amélioration depuis son origine. C'est le système de l'aveugle qui mène l'aveugle. Un jeune rustre, cherchant de l'ouvrage, entre dans une forge ; au bout d'une année, par ce système et grâce aux vertus tirées de l'armoire enfumée, vous le voyez installé médecin vétérinaire, tout glorieux de lui-même. — Jusques à quand un tel abus sera-t-il toléré !

Les fâcheux effets produits par de tels médecins peuvent s'apprécier d'avance ; aussi, l'expérience d'une pratique non moins longue que considérable de l'art, m'a fourni les moyens d'en signaler plusieurs. Tel est l'exemple suivant. Une jument, montée par un gentilhomme, près de Greenwich, s'abattit sous lui et se couronna sur le gravier; la peau était déchirée sur la face antérieure du genou. Le maître envoya de suite chercher un maréchal ferrant, qui accourut et y fit une application ; alors ce dernier retourna en ville, conduisant la jument avec lui. La matinée suivante je fus appelé, mais inutilement, car en levant l'appareil, toute la peau de la face antérieure du genou se détacha avec le bandage, laissant l'os presque à découvert. Cela ne pouvait provenir d'autre cause que de l'application d'un corrosif des plus actifs, comme des plus destructifs. Sans doute c'était leur remède favori, l'huile de vitriol dans son état concentré. On fut donc obligé de détruire l'animal, ce qui arrive trop fréquemment en cas pareils.

« A mal violent, violent remède, disent-ils; si l'on veut avoir une boisson forte, il faut qu'il y ait quelque chose de fort dedans, et que peut-il y avoir de plus fort que l'huile de vitriol. » Beau raisonnement, vraiment ! auquel je suis cependant certain que des milliers de chevaux doivent leur mort, laissant quelquefois les propriétaires tout étonnés du résultat. Donnons un autre exemple. On me fit chercher en hâte pour voir deux chevaux de carosse, très-beaux, mais devenus extrêmement malades. Ce n'était pas sans raison, car avant que j'arrivasse, comme c'était à quelques milles de distance de la ville, l'un était mort, et l'autre ne se rétablit qu'avec peine. Une mort aussi subite ne pouvait naturellement s'attribuer à la maladie, les chevaux n'ayant eu que de légers refroidissemens, ou plutôt il y a à parier que le cocher, que la paresse rendait peu disposé à sortir (notez qu'on était en hiver), s'était servi de ruse en les représentant comme malades à son maître, et pour donner une meilleure couleur à la chose, avait fait venir le maréchal ferrant de campagne. On a vu que le jour suivant, un des chevaux était mort, et que l'autre échappa par miracle. La mort du premier fut marquée par une agonie des plus aiguës, une sueur froide sortant de tous ses pores, quoique d'une différente manière de ceux qui périssent d'inflammation de poumons. On doit donc présumer que la boisson administrée par le maréchal ferrant, n'était ni plus ni moins que ce *violent breuvage*, dont il est parlé plus haut.

Aucune profession ne s'est trouvée sous la tutelle la plus complète de l'ignorance, que cette prétendue médecine de chevaux l'a été. C'est souvent un burlesque tout pur, un prétexte inventé par l'appât du gain. N'est-il pas notoire que des drogues sans vertus et sans efficacité, sont exclusivement réservées pour les maréchaux ferrans, par le commerce, qui les leur cède à bon marché, quoique reconnues pour n'être d'aucune utilité quelconque.

Nous ne devons pas passer sous silence un mélange favori pour eux et employé à toute sauce, ce sont leurs huiles chaudes (*), comme ils les appellent, dont on se sert généralement pour embrocations ou fomentations, dans les cas de blessures ou contusions récentes. Si l'on veut acquérir la connaissance d'un mélange aussi précieux, on saura qu'il est composé d'environ égales portions d'huile de vitriol, d'huile de térébenthine et d'huile commune, ou huile de lin. Le malheur veut qu'on s'en sert dans les cas où il faudrait les émolliens les plus adoucissans, tels sont ceux de meurtrissures, foulures et autres accidens de fraîche date. Voici le résultat d'une application pareille. A l'occasion d'une visite que je fis à un cheval malade, chez un loueur de chevaux, celui-ci me pria, comme une grâce, d'examiner son propre cheval de selle, qui avait une foulure. Le cheval boîtait et paraissait éprouver plus de douleur que j'aurais

(*) Onguent chaud des maréchaux ferrans en France.

cru devoir provenir d'un accident pareil. La partie supérieure et musculaire du membre attaqué présentait beaucoup d'enflure, les poils piqués et la peau visible au milieu, laissaient échapper de la lymphe ; elle était en même temps brûlante et douloureuse.

En touchant la partie du doigt et appliquant ensuite ce dernier à la langue, on ressentait un goût piquant d'acide, qui ne permettait pas de douter que ce ne fut cette même huile favorite de vitriol. Je recommandai tout simplement qu'on l'enlevât par un bain d'eau chaude, qu'on y fit faire une ou deux fomentations d'herbes émollientes, puis je pratiquai une saignée. Le cheval fut de suite convalescent ; c'était donc l'application en question qui le rendait boiteux. Je pourrais énumérer plusieurs traits de ce genre, mais je crois ceux que je viens de donner suffisans pour montrer le danger d'employer des êtres aussi grossiers et ignorans en chirurgie aussi bien qu'en médecine. J'ai été quelquefois presque tenté de croire, cependant, que la rusticité et la brutalité étaient des titres de recommandation auprès de certaines personnes, pour être employé dans cette profession.

Une autre phrase, commune dans la bouche de ces gens, d'une logique admirable, quoique plus destructive que l'épée, mérite d'être rapportée, c'est celle-ci : « *Si le pauvre cheval est malade, il a besoin d'un cordial,* » et quoique l'animal soit sous le poids d'une maladie inflammatoire (ses maladies étant, en effet, presque toutes de ce caractère), on augmente donc le mal de toute façon, en administrant un cordial. C'est au contraire, à des saignées copieuses et à des délayans qu'on devrait avoir recours. Il est temps que ces animaux, aussi bien que le public, soient délivrés de ces abus. Qu'on me permette donc d'espérer, avec autant d'ardeur que de confiance, que les pages suivantes y contribueront jusques à un certain point, en rendant le traitement, propre à être suivi pour les chevaux, plus clair et plus simple.

Après tout ce qu'on a dit des médicamens convenables pour le cheval, ceux qui sont vraiment efficaces peuvent se réduire à un bien petit nombre. Sa structure pleine de force n'a certainement jamais été destinée à fournir à l'art de l'apothicaire les moyens de déployer ses arrangemens et ses compositions minutieuses; il répondrait peu au bien pour lequel il est désigné s'il se trouvait en pareil cas. Les effets en petit se discernent peu chez lui, et j'ai raison de douter de l'utilité de la classe des altérans ou des préparations de mercure : on opère beaucoup chez lui par la diète et le régime. Comme ses maladies sont pour la plupart inflammatoires, en augmentant ou réduisant l'action du système, on obtient à peu près tout ce qui est nécessaire pour sa guérison.

Nous allons voir maintenant ces maladies et combien elles sont simples.

Les maladies qui l'affectent le plus, sont celles du pied, qui sont excitées artificiellement par les effets nuisibles de la ferrure, aggravés encore par les abus les plus désastreux, nullement nécessaires à cette opération. Celles provenant d'un travail au-dessus de ses forces et d'efforts trop prolongés, ensuite celles produites par les écuries trop closes et l'exposition soudaine à l'air après avoir été ainsi renfermé; enfin, celles qu'une nourriture trop succulente, dispose à contracter des maladies inflammatoires. Le système respiratoire du cheval est immense, conséquemment l'inflammation des poumons devient la maladie la plus fréquente que l'on a à combattre. Elle se combine quelquefois avec celle des intestins et du foie, et demande, pour être vaincue, le libre emploi d'un instrument aussi simple que puissant, la *lancette*, dont il ne faut pas craindre de se servir d'une main trop hardie. Il pourrait être utile de donner un avis à ceux qui manquent d'expérience sur l'usage des purgatifs, pour les prévenir contre une erreur où l'on tombe facilement en les administrant, c'est d'agir avec la plus grande circonspection à cet égard, pendant l'effet d'une grande saignée, car ils produisent la métastase de la maladie des poumons sur les intestins. Une diarrhée ou dévoiement survient, qu'il est difficile d'arrêter, et qui fréquemment fait périr le cheval. On ne peut donner, en pareilles circonstances, que de très-petites doses, ou peut-être, ce qui est le plus prudent, on devrait prescrire une diète laxative. La meilleure indication pour l'emploi de la lancette, est la chaleur sous la langue et l'engorgement des vaisseaux de la conjonctive. Et quant au pouls, on peut peut-être moins s'y attacher, à cause de la petitesse de l'artère, de l'épaisseur de la peau et des poils qui la recouvrent, qui rendent douteux le degré de sa force; cependant les praticiens sont obligés de le consulter pour satisfaire au public.

L'appétit devient meilleur dans la plupart des cas où la saignée a été faite selon l'indication, et la convalescence suit bientôt. Cependant, si les jeunes poulains ont préalablement souffert dans leur enfance, la mort peut suivre l'invasion du mal. Autrement cette méthode est accompagnée de succès, si elle est suivie avec prudence.

Je ne crois pas qu'il y ait de fièvre idiopathique simple, dans le cheval. Ce qu'on appelle fièvre chez lui, est constamment une affection inflammatoire de quelque organe, ou de plusieurs en même temps. Son siége est le plus souvent dans les poumons, comme nous l'avons déja dit. Après les poumons, la partie la plus susceptible d'inflammation est celle des yeux, pour laquelle les mêmes moyens de soulagement et de guérison doivent être employés que pour les poumons. Des saignées copieuses, des médicamens délayans, joints à un régime laxatif, sont les remèdes dont on peut attendre le meilleur effet.

Il y a pourtant une maladie du cheval qui semble ne pouvoir être tout à fait soumise au système si simple que nous venons de tracer. A cet égard, elle y forme une exception. Un travail laborieux, compensé, comme l'on se l'imagine, par une nourriture extrêmement succulente, détruit cependant, au bout d'un certain temps, l'action vigoureuse de l'estomac; celui-ci étant ainsi affaibli, les viscères s'affaissent selon le plus grand ou le moindre degré d'énergie que possède cet organe : de là naît une suite remarquable de symptômes qu'on désigne sous le nom général de farcin, dont la morve n'est qu'une variété accompagnée de virulence, bien qu'on lui ait donné par hasard, un titre distinctif. Des affections du même genre ont lieu lorsque l'animal est excessivement affaibli par certaines circonstances, telles que celle d'être mis au pâturage dans un terrain bas et humide, surtout lorsque les germes du mal existent déjà par le traitement que nous venons d'indiquer plus haut. Une nourriture tellement abondante ou succulente qu'elle soit, il est bon de le remarquer, n'est ni convenable, ni un équivalent propre à remettre la santé en équilibre contre de pareils efforts, poussés au-delà des bornes que la nature a prescrites, ainsi qu'on le pense communément. Il serait plus sage et plus économique d'employer un plus grand degré de puissance, ou pour parler clair, un plus grand nombre de chevaux, que de s'en tenir à court pour les ruiner et les détruire de cette manière. Des aromatiques, ainsi que des toniques, et des remèdes actifs pour l'estomac, produisent le plus d'effet dans cette maladie, et je me popose d'en donner, dans cet ouvrage, quelques formules. Une relâche au travail, et la saignée, s'il y a beaucoup d'inflammation, un exercice modéré et un bon pansement, sont tout autant de moyens propres à accélérer et procurer la guérison en pareil cas. Cette maladie fait, en attendant, essuyer des pertes énormes aux loueurs de chevaux et de carosses, qu'à mon avis ils pourraient éviter en grande partie, en observant, avec plus d'attention, les premiers symptômes du mal. Ils devraient alors leur donner du repos pour être soignés avant que le cas soit devenu désespéré; mais ils ne sont souvent guère disposés à le faire, ni, s'ils le font, assez persévérans dans les mesures nécessaires pour leur rétablissement.

Les coliques sont aussi une maladie qui s'annonce d'une manière toute particulière dans cet animal. Elle est très-fréquente et accompagnée de danger. Les causes qui la produisent, ainsi que la méthode employée pour la guérir, se trouvent expliquées dans un Traité que j'ai expressément consacré à ce sujet.

Ajoutons à ces remarques générales les affections des membres, provenant d'efforts trop grands ou de violence, telles que luxations, relâchement des capsules articulaires, gonflement synovial des articulations et les exostoses par suite d'un dérangement du périoste, qui, dans leur principe, ont besoin d'applications calmantes, et après que l'action inflammatoire a cessé, de vésicatoires, ainsi que d'autres stimulans. Nous avons alors une courte esquisse de ce qu'il y a de plus important dans la pratique habituelle de la médecine vétérinaire.

MATERIA DIETETICA EQUINA.

Des substances propres à la nourriture du cheval.

Ire. Division. Fourrage. (*Pabulum.*)

Foin. Les herbes suivantes, qui composent généralement le gazon, ou le tapis vert dont la surface de la terre est couverte, étant sèches, forment le *foin*, c'est-à-dire la principale nourriture des chevaux.

Paturin annuel. *Poa annua.*

Paturin commun. *Poa trivialis.*

Paturin, ou poa des prés. *Poa pratensis.*

Ivraie, vivace, ray-grass d'Angleterre. *Lolium perenne.*

Dactyle pelotonné. *Dactylis glomerata.*

Vulpin des prés. *Alopecurus pratensis.*

Cinosure à crête. *Cynosorus cristatus.*

Agrotis commun. *Agrostis vulgaris.*

Flouve odorante. *Anthoxantum odoratum.*

Et d'autres moins abondantes (*).

(*) On doit remarquer que la *renoncule âcre*, et autres

Trèfle. *Trifolium pratense.* Trèfle rouge.

Trèfle d'Hollande ou blanc. *Trifolium repens.* Cette classe est regardée comme étant plus nourrissante pour le cheval que le foin des prés ordinaires.

Sainfoin. *Hedysarum onobrychis.*

Luzerne. *Medicago sativa.* Très-nourrissante pour les chevaux. Le *Cytisus*, si célèbre, était aussi de cette famille (*).

---

plantes de ce genre, naissent abondamment dans les prés et s'entremêlent tellement avec l'herbe commune, qu'il est presque impossible que les chevaux ne prennent quelques portions des premières, en dépit de toute leur peine à faire un choix. Quoique vénéneuses en grande quantité, lorsqu'elles sont mangées seulement à ce degré, elles servent probablement de stimulant ou d'épice à l'estomac pour activer la digestion. Le *Polygonum hydropiper*, dans les lieux marécageux, est aussi extrêmement piquant et peut-être rend-il le même service. Les herbes de ce genre, comme l'on peut l'observer, se trouvent encore en grande abondance dans le foin, la faulx ne faisant aucune distinction. Il est aussi possible, pour cette raison, que ce dernier ne soit pas une nourriture très-saine pour les chevaux, si l'on continue à le donner pendant un grand espace de temps, et tout seul, comme je crois l'avoir vérifié moi-même assez clairement.

(*) Cette herbe semble avoir été le *medicago arborea* de Linnée, qu'on trouve en Italie, dans le Levant et sur les bords de la Méditerranée. Une de ses variétés, douée

Vesce. *Vitia sativa.* Se donne souvent en vert aux chevaux, au printemps. On lui reproche de disposer aux sueurs, et de là aux refroidissemens lorsque les chevaux se reposent dans le travail. Il en résulte des inflammations d'intestins, qui réagissent sur le cerveau, et donnent lieu au vertige. Dans Londres, on donne souvent la vesce en vert à l'écurie.

Feuilles de vigne. *Vitis vinifera.* Dans plusieurs parties de la France, on rassemble et l'on fait provision de feuilles de vigne pour la nourriture d'hiver des mauvais chevaux des vignerons.

Pastel. *Isatis tinctoria.* On a trouvé, en Hongrie, que cette plante fournissait une nourriture profitable aux chevaux. On en obtient trois ou quatre récoltes dans l'année; elle se conserve fraîche et verte au milieu des frimats, ainsi que sous la neige. Une fois plantée, cette plante se propage de semence spontanément.

Acacia, arbre. *Robinia pseudo Acacia.* Sous la zone torride, où le sable abonde et où il ne croît aucune herbe, cet arbre rempli d'elégance,

---

de la plus riche végétation et perfectionnée par la culture, était peut-être la plante dont Virgile, Pline et surtout Columella faisaient tant d'éloges.

remplace cette dernière substance, les animaux broutant son feuillage composé. J'ai observé que les chevaux de ce pays-ci l'aime et s'en nourrissent avec voracité. Il m'a paru que dans un bon terrain l'on pouvait rendre le sol capable de produire une triple provision, ou récolte, pour les chevaux, l'herbe à ras de terre, l'arbrisseau *cythisus*, croissant au-dessus, et l'Acacia couvrant le tout de sa tête élevée.

Seigle. *Secale cereale.* La plante entière est souvent donnée au printemps, avant que l'herbe soit poussée; semé clair, il est promptement hors de terre. Il peut être plus nourrissant que le foin; mais bien moins que les plantes légumineuses.

Canne a sucre. *Sacharum officinale.* Les sommités de la canne à sucre sont ramassées pour nourrir les chevaux dans les Indes occidentales. On croit qu'elles sont plus nutritives et plus saines, si on les laisse sécher au soleil, et on les met en tas pour qu'elles soient plus sucrées avant de les donner à manger. Dans une année d'abondance, on fait de grands amas de sommités de cannes à sucre, dans les coins de chaque champ, pour suppléer au défaut de fourrage: et elles forment un aliment très-sain, si on les coupe par petits morceaux, et si on les sature de sel ou de mélasse étendue d'eau. Cependant il faut en même temps donner d'autres alimens, tels que le blé de turquie, du foin, pour maintenir la force des bestiaux. *Cyclop.*, *art. Plantation.*

Blé de Turquie. *Zea mays.* Lorsque le blé de Turquie est planté en mai et coupé en juillet pour qu'il rapporte cette année, cette coupe, ramassée avec soin, formera un excellent fourrage, que les bestiaux préfèrent au foin. De même, après que cette plante a porté graine, la coupe suivante fournira une récolte abondante, qui, bien préparée, peut se conserver deux ou trois ans.

Les pailles de blé, de seigle, d'avoine, servent à former une bonne litière, mais seules, sont une nourriture indifférente. Hachées et mêlées avec du trèfle ou autre foin, elles sont utiles pour le diviser; mêlées avec l'orge, c'est une excellente nourriture, très-employée en Espagne, en Sicile et dans le Levant, où l'on ne trouve pas d'avoine.

IIe. Division, Grains.

Avoine. *Avena sativa.* Variétés : blanche, noire, rouge, de Pologne; mise au four et moulue, elle donne le gruau qui est d'un si grand usage.

Orge. *Hordeum distichon.* La plus ancienne

nourriture des chevaux ; ayant germée après avoir été humectée, mise au four, puis ensuite moulue légèrement, elle produit la *Drèche*, l'aliment peut-être le plus nutritif pour les chevaux. L'orge et la paille hachées, mêlées ensemble, ont été vantées par plusieurs écrivains, comme une nourriture excellente pour les chevaux, tendant à les conserver en parfaite santé et à leur inspirer de la gaité.

Blé-Sarrazin. *Polygonum Fagopyrum.* Produit un pain bis. On en nourrit les chevaux en Hollande, ainsi que dans plusieurs autres pays.

Seigle. *Secale cereale.* On ne s'en sert guère en graine pour les chevaux.

Maïs ou Blé de Turquie. *Zea Mays.* On en donne la graine au lieu d'avoine, et la plante en place de foin, à Saint-Domingue et dans quelques parties des Indes occidentales. Le Millet, *Millium effusum*, succède quand l'autre est hors de saison, et se donne en plante et graine, tout ensemble.

Son. *Triticum hybernum.* L'épiderme, ou l'enveloppe du blé. Cet substance est laxative et change la couleur de la fiente, la rendant d'un brun-clair ou d'une teinte jaune. Je suis porté à croire que ses vertus laxatives proviennent de de la friction mécanique des parties grossières du son sur la membrane interne des intestins ; on pourrait l'appeler confricateur (*Confricator intestinorum*), car le pain de froment, sans aucun son, n'est pas particulièrement laxatif.

Graines Légumineuses.

Fèves. *Vicia faba.* Sont considérées comme la nourriture la plus succulente et la plus échauffante pour le cheval.

Les Fèves, surtout celles qu'on importe du dehors, sont sujettes à contenir un ver (*Bruchus granarius*) qui est très-préjudiciable aux chevaux.

Vesce. *Vicia sativa.* On donne la graine aux chevaux, dans quelques pays, mais pas ordinairement. Il est probable qu'on n'a pas encore bien vérifié ses vertus. Des connaissances sur tous ces genres d'alimens, fondées sur l'expérience, se font, jusques à présent, fortement désirer.

Racines.

Carotte. *Daucus carota.* Nourriture rafraîchissante et saine, à donner aux chevaux dans l'automne.

Pomme-de-terre. *Solanum tuberosum.* On donne les Pommes-de-terre coupées par tranches, crues ou cuites, aux chevaux, mais elles ne leur plaisent pas autant que les carottes.

Fruits.

Dans la contrée des Illinois, en Amérique, on donne souvent, pour nourriture, *les Courges* hachées menues. En Espagne, on donne aux chevaux, les *siliques de l'acacia* et même des *figues sèches*.

IIIe. Division, Nourriture animale.

Viande. Quoique le cheval soit naturellement un animal herbivore, il n'est pas douteux cependant qu'il ne puisse devenir carnivore par habitude, et le mouton même aussi ; John Hunter en ayant habitué un à manger, de sa main, une tranche de bœuf. Dans un journal, j'ai lu un fait bien attesté, d'un poulain qui avait l'habitude de visiter la fenêtre d'une office qui donnait sur un enclos, et qui en dérobait et mangeait du mouton, du bœuf, du veau et de la volaille ; il paraissait rejeter le porc.

Dans les Indes orientales, ont fait avaler aux chevaux des bols faits avec de la viande cuite et réduite en bouillie, et mélangée avec quelques graines et du beurre. *Carpenters, Introd. to the Wars of India.* On fit aussi bouillir des têtes de mouton, durant une campagne dans le même pays, pour le même usage.

Poisson. Buffon dit qu'en Islande, on nourrit les chevaux avec du poisson séché, et mon ami William Bullock, m'a dernièrement informé qu'il en était de même en Norwège.

Lait. *Lac. Celui de vache, de chèvre, de Chamelle.* Les Arabes nourrissent leurs chevaux avec du lait, lorsque les fourrages manquent, et lorsqu'ils voyagent à travers les déserts.

Substances propres a provoquer l'appétit, et a faciliter la digestion. *(Condimenta.)*

Le Sel de cuisine. *Soda muriata.* Stimule les membranes de l'estomac et concourt à dissoudre les alimens.

Épices. Le Piment, le Gingembre, le Poivre, la Moutarde, etc., excitent l'action de l'estomac, et peut-être une plus grande sécrétion de suc gastrique.

MATERIA VENENATA EQUINA.

Des diverses substances nuisibles au Cheval.

Je présente ici succintement le peu de faits bien authentiques qui existent, touchant cette partie de la connaissance du cheval.

DIGITALE POURPRÉE. *Digitalis purpurea.* On fit un bol de demi-once de feuilles sèches de digitale, mises en poudre, puis on l'administra à un âne à neuf heures du matin, à neuf heures du soir il était mort; une langueur et une débilité des plus grandes se manifestèrent environ un quart d'heure avant la mort, mais jusqu'alors il n'y eut aucune apparence sensible, l'animal ne montrant aucune disposition à transpirer. Une salive visqueuse, épaisse et glaireuse, sortit de sa bouche un peu avant qu'il mourut. A l'ouverture de l'estomac, on reconnut un peu d'inflammation. On donna quatre onces de la plante fraîche et verte, réduite en bols, à un cheval qui n'avait d'autre maladie qu'une jambe enflée; cela ne produisit extérieurement aucun effet sensible. Une livre de feuilles fraîches réduites en neuf bols, lui fut ensuite administrée. Au bout de quelques heures, elle causa un refroidissement surprenant des oreilles et des extrémités ; les paupières étaient presque fermées ; le pouls était accéléré et faible ; enfin, des sueurs froides parurent qui furent terminées par la mort. La lèvre inférieure pendait, les jambes tremblaient et la sueur était abondante. Il mourut au milieu de convulsions très-pénibles ; sa peau était froide généralement au toucher. En ouvrant le corps on n'aperçut aucune inflammation dans l'estomac ni dans les intestins. Cela provient probablement de ce que la plante étant donnée fraîche et verte, ne fit pas le même effet sur les membranes de l'estomac du cheval que la poudre sèche occasionna sur celles de l'âne.

Le docteur Willan a observé que, dans le corps humain, cette plante a la propriété précieuse de diminuer l'action du cœur et des artères, sans affaiblir la généralité du système, comme les autres évacuans le font ; c'est pourquoi elle est d'un grand usage dans quelques maladies.

If. *Taxus baccata*. Le professeur Viborg mit douze onces de la plante fraîche devant un cheval qui n'avait rien mangé de quatre heures, de son propre mouvement il en mangea huit onces. L'effet en fut fatal, car il tomba mort au bout d'une heure après qu'il l'eut avalé, sans indice de souffrance. Le même effet fut produit par six onces dans le cours d'une expérience de MM. Bredin et Henon, de Lyon; une mule périt cinq heures après en avoir pris six onces mêlées avec du foin : ces animaux périrent tous soudainement et sans convulsions. L'examen, après la mort, n'indiqua autre chose que quelques taches de sang extravasé sur les intestins de la mule, de l'étendue d'un ongle humain. Ce qu'il y a toutefois de singulier, c'est que huit onces d'if, mêlées avec double quantité d'avoine, ne détruisirent point l'animal, ni ne produisirent aucune incommodité sensible; le même résultat se fit remarquer dans trois ou quatre expériences du professeur Viborg (*).

Cigue. *Conium maculatum.* Est connue pour avoir détruit des chevaux qui en avaient mangé, soit par manque d'odorat, ou bien poussés par la faim.

Œnanthe safranée. *Oenanthe crocata.* D'une nature très-pernicieuse aux animaux.

Cigue de marais. *Cicuta virosa.* Linnée la dépeint comme très-fatale aux animaux.

(*) Il paraîtrait, d'après ces expériences, que c'est la digestion imparfaite de cette plante, qui lui fait exercer ses influences vénéneuses sur la membrane muqueuse de l'estomac et ses nerfs, et qui occasionne ainsi la mort, peut-être par sympathie avec le cerveau. C'est le sujet d'un plus grand examen.

PHELLANDRIE AQUATIQUE. *Phellandrium aquaticum.* Aussi très-vénéneux.

OPIUM. *Papaver somniferum.* J'introduis celui-ci parmi les poisons végétaux, pour servir de précaution, ayant observé que, quoiqu'il peut se donner en fortes quantités, avec impunité, à un cheval bien portant, il cause une inflammation violente et fatale des intestins, pendant ou après l'action des purgatifs. J'en ai vu trois cas bien distincts et avérés. On doit s'en méfier, d'autant plus que certaines personnes sont induites à l'administrer pour arrêter une diarrhée trop violente.

Les poisons, tout en formant une classe à part, se placent entre les différentes espèces de nourriture et de médicamens par des gradations infinies.

ANGÉLIQUE. *Angelica.* Vitet recommande celle-ci comme un diaphorétique. Demi-once de la racine pulvérisée fut donnée à un cheval bien portant (le 30 octobre 1793), on le tint chaudement et il fut visité deux heures après, son pouls était accéléré de vingt battemens par minute, du reste point d'effet visible. Une once lui fut administrée, mais ne produisit aucune apparence diaphorétique, ou disposition à transpirer. Il est possible qu'une chambre à vapeur, à la manière des Russes, serait le meilleur moyen de produire la sueur chez le cheval, là, où l'exercice est contre indiqué; l'opération en étant certaine et pouvant se réprimer ou tempérer à volonté, pourrait, pour cette raison, mieux convenir que toute autre médecine, d'autant plus que les médicamens diaphorétiques pour le cheval, produisent des effets violens et pénibles sur l'estomac, qui, probablement, le détruisent.

MÉDICAMENS

Qui n'ont point le même effet sur le Cheval que sur l'Homme.

PURGATIFS.

JALAP. *Convolvulus jalapa.* La racine pulvérisée. Une once, sur le rapport de Vitet, ne produisit aucun effet sensible; deux onces excitèrent un battement de flancs, causèrent des convulsions, puis la mort. On trouva l'estomac très-gonflé et le pylore en état d'inflammation. (Tom. III, page 105.) Deux onces de la résine de jalap tuèrent aussi un cheval.

Le 4 avril 1792, j'administrai six gros de jalap à un âne, au collége vétérinaire, cela ne produisit aucun effet apparent.

CONCOMBRE SAUVAGE. *Momordica elaterium.* Comme les anciens se servaient du *Cucumis sylvestris*, je désirais voir si la première substance, qu'on suppose être en affinité avec la dernière, ou peut-être la même, purgerait le cheval. On en donna donc un scrupule à un cheval gris, au collége vétérinaire (26 avril 1793), elle lui ôta l'appétit, mais ne produisit aucun autre effet visible.

Vitet dit qu'on en donna une drachme en poudre, l'augmentant jusqu'à demi-once, dans le cours de seize jours, mais cela n'occasionna non plus aucun effet sensible.

Gomme gutte. On donna deux scrupules de ce violent purgatif, sous la forme d'un bol, à un âne; ils ne produisirent aucun effet sensible. Deux drachmes furent ensuite administrées avec le même résultat. Quelques jours après, on en donna demi-once, et toujours point d'effet. On en fit prendre une once à un cheval, qui lui causa un malaise considérable, et rendit la respiration plus pénible.

Coloquinte. Il est probable que cette substance, ainsi que la précédente, peut causer une irritation considérable à l'estomac et aux entrailles, sans produire d'effet purgatif. Cependant j'ignore si l'on en a fait l'expérience positive, me sentant de la répugnance à accroître les souffrances de l'animal, par ces sortes d'épreuves. L'absurdité donc de faire entrer pareils ingrédiens dans la médecine vétérinaire, paraît évident. L'excellent effet de l'aloès, pour remplir ce but, rend leur usage tout à fait superflu. Vitet, à ce que j'ai observé, a donné demi-once de coloquinte, et même jusqu'à deux onces et demie, à un cheval, sans effets sensibles.

Huile de castor. En raisonnant d'après l'économie du corps humain, on s'est imaginé que ce médicament serait d'un grand usage comme purgatif ; je ne l'ai jamais vu produire pareil effet, lorsqu'on l'a administrée seul ; pour l'éprouver, j'en donnai à mon propre cheval de selle, de race galloise, et haut de quatorze palmes (le 23 janvier 1792), environ une bouteille de litre, l'ayant fait chercher tout exprès. Cette dose lui causa un malaise pendant quelques heures et lui ôta l'appétit. Elle ne produisit cependant presque pas de relâchement dans sa fiente.

La manne, le séné et les autres purgatifs servant à l'homme, semblent offrir autant d'objections, par l'effet qu'ils produisent, qu'en raison de leur prix.

Calomel. Dans les cas où il y a eu de la difficulté à donner un bol purgatif, j'ai essayé le calomel en poudre dans du son, trouvant cette méthode plus facile pour l'administrer ; la quantité d'une drachme et demie à deux drachmes et demie : elle a produit, toutefois, très-rarement l'effet désiré. Le son mouillé ou *mash*, contenant du calomel, procure un relâchement dans les chevaux, ce qui a fait prendre leur effet comme celui de la médecine.

Sel de glauber. Ce sel, administré par moi jusqu'à la quantité d'une livre, à un cheval, ne produisit presqu'aucun effet purgatif ; mais rendit l'urine beaucoup plus abondante. Vitet a aussi reconnu les mêmes effets dans ses expériences. J'ai donné ce sel à un cheval pour une diarrhée violente, causée par une trop forte dose d'aloès, qui avait été administrée imprudemment pour une inflammation de poumons. Il arrêta le dévoiement très-efficacement et amena la guérison.

ÉMÉTIQUES.

TARTRE ÉMÉTIQUE. *Antimonium tartarizatum.* Je donnai une once de ce tartre, mêlé avec du miel et de la réglisse en poudre, à un âne, au collége vétérinaire, le 12 mars 1793, je ne pus apercevoir aucun changement quelconque; il mangea de bon appétit tout le jour, tellement qu'il n'en reçut pas même un seul dégoût. Deux jours après il ne me parut pas du tout malade. On en donna alors deux onces à un cheval, qui ne produisirent aucun effet sensible. Les cochons, dit-on, s'engraissent en en prenant. C'est cependant un émétique très-actif et propre à employer pour les chiens, en petites doses.

IPÉCACUANHA. *Psycotria emetica.* La racine pulvérisée. Vitet observe que, demi-once à une once de cette substance donnée à un cheval, le font ébrouer pendant quelques minutes; au bout d'une heure il paraît agité, son ventre est dur, mais sans gonflement. Ces symptômes diminuent graduellement, et au bout de vingt-quatre heures ont totalement disparu. La consistance de la fiente n'a subi aucune altération. Administrée jusqu'à la quantité de trois onces, cette drogue cause un malaise extrême au cheval. Il se couche et se relève, bat des flancs, soupire, gémit, et si l'on ne lui donne pas copieusement de l'eau, il meurt au milieu de convulsions.

Lorsque ces symptômes cessent, sa fiente est délayée jusqu'à un certain point, mais sans dévoiement. S'il meurt, son estomac se trouve élargi, le pylore enflammé, la partie membraneuse et nue de l'estomac, d'un rouge plus foncé, et les vaissaux sanguins augmentés de volume.

Kermès minéral. Vitet dit que cette substance n'agit point sur les chevaux comme vomitive, même jusqu'à la dose de deux onces. En effet, il paraît que, par une loi très-sage de la nature, l'estomac du cheval n'est pas affecté par ces stimulans. Le vomissement serait dégoûtant et assujétirait à des retards dans un voyage. On m'a informé cependant, qu'en Dannemarck, la racine d'ellébore blanc aurait un effet de ce genre, si l'on la place sous la peau du cheval.

Ellébore blanc. *Veratrum album.* On donna deux gros de cette racine pulvérisée, mêlée avec de la farine de lin, en forme de bol, à un cheval, le 26 avril 1793; au bout d'une demi-heure, il manifesta une grande douleur, en remuant ses jambes, surtout celles de derrière, se reposant alternativement sur l'une de celles-ci, ses jambes de devant de même, mais dans un moindre degré; son pouls était accéléré; il avait une toux entrecoupée et baissait la tête.

Cette poudre produit l'effet d'un sternutatoire pour cet animal, lorsqu'on la soufile dans les naseaux. Elle cause de la toux et un écoulement de mucus du conduit nasal. Il est possible que, dans l'ophtalmie, elle deviendrait un aide efficace aux autres remèdes.

VITRIOL BLEU. *Sulfate de cuivre.* Ce violent émétique n'agit point comme tel sur les chevaux, non plus que les autres sels métalliques.

Quand on en donne de grandes quantités, ils produisent constamment un grand malaise, enflammant probablement et détériorant les parois muqueuses de ces parties. C'est un phénomène assez singulier que, tandis que l'estomac de cet animal a si peu de sensibilité, la peau en possède plus que celle du corps humain, comme l'effet produit par les cantharides, l'huile de térébenthine, etc., le démontre.

Une variété de médicamens, de vertus bien différentes, est réunie en masse sous le nom grossier d'*altérans*. Il sont peut-être de peu ou point de valeur à l'égard du cheval; c'est-à-dire qu'on peut produire chez lui l'effet qu'on en attend, par des moyens plus simples et plus certains.

Antimoine. *(Foie d', verre d', etc.)* Il est douteux qu'ils aient quelque effet, mais ils dérangent l'estomac et donnent du dégoût pour les alimens. Tout uniment bien bouchonner, une bonne couverture et de l'exercice, sont de meilleurs sudorifiques.

Ætiops minéral. Du même caractère que le précédent. Un régime convenable et de l'exercice sagement donnés, sont, je crois, beaucoup plus efficaces.

NARCOTIQUES.

Opium. Etant, en 1792, au collége vétérinaire, j'en donnai deux onces à un vieux cheval, sans l'avoir préparé par de petites doses; je l'allai voir trois heures après. Sa respiration était plus forte, son pouls petit, mais accéléré, ses yeux égarés. Lorsque je l'approchai, à l'improviste et soudainement, il fit un écart. Vers la nuit, son pouls battait soixante-dix fois par minute et fortement. La matinée suivante, le pouls était plein, fort et plus lent. Voilà tous les effets que je pus apercevoir. L'opium, dans le cas en question, était amolli et incorporé avec de la farine, afin qu'il pût se dissoudre plus promptement et produire son effet, à la fois, sur l'estomac. On en donna deux onces à un autre cheval, qui produisirent les mêmes effets, quoique dans un plus fort degré. Je dois ici faire remarquer de nouveau, que, quand le cheval se trouve en état de débilité, comme cela arrive dans les attaques inflammatoires, les diarrhées sérieuses, saignées et autres évacuations, il ne peut pas supporter l'action de ce remède, tout le système, et surtout le canal alimentaire étant précipité dans un état d'inflammation aussi violent que fatal. En ouvrant le corps après la mort, il émet une odeur singulièrement forte et désagréable. Mon ami, monsieur William Moorcroft, m'a dit qu'il avait donné une once d'opium à un cheval, toutes les deux heures, dans un cas de *trismus*, ou contraction et endurcissement des muscles du corps, sans faire périr l'animal. Le peu d'effet que produit ce médicament est vraiment remarquable, d'autant plus que l'action modérée de l'avoine, produit presqu'autant de gaité que le vin.

Esprit de vin. De fortes quantités d'eau-de-vie ou de liqueurs fortes de toutes espèces, semblent rendre les chevaux seulement stupides, sans occasionner chez eux d'ivresse réelle, autant que j'ai pu le voir, cependant j'ai poussé la quantité jusqu'à une pinte et demie et même deux bouteilles.

Tabac. Deux onces de tabac de Virginie, délayées dans un peu d'eau avec de la farine, et mises sous la forme de deux bols, furent administrées à un vieux cheval maigre; mais ne produisirent aucun effet apparent. Le jour suivant on lui en donna quatre onces, et toujours point d'effet, quand on le visita cinq heures après, excepté que sa respiration était plus accélérée. La matinée d'après, je l'examinai avant que les palfreniers eussent été dans l'écurie. Je trouvai sa fiente un peu plus humide et glaireuse, son pouls égal, quarante-neuf pulsations, un grand écoulement de mucus épais, moitié transparent, avec des stries blanches, sortant par les naseaux.

Je n'aperçus aucun autre effet.

MATERIA MEDICO-DIETETICA.

Régime medico-diététique.

MASH ou SON MOUILLÉ. Prenez la quantité de son ou de farine grossière que vous voulez donner, comme, par exemple, un demi-picotin, mettez-le dans un baquet et versez dessus assez d'eau bouillante pour l'humecter entièrement; remuez-le bien avec un bâton, ou pressez-le fortement avec les mains, puis, l'ayant couvert, laissez-le venir à la température du lait qu'on vient de traire, ou toute froide, si cela est nécessaire. Si l'on veut le rendre plus nutritif, l'on peut y ajouter de l'avoine ou de la drèche, ou bien du sirop de sucre, de la mélasse ou du miel.

MASH DE DRÈCHE. On peut faire de la même manière, en se servant de drèche moulue au lieu de son.

EAU BLANCHE. En prenant trois ou quatre poignées de son, humectez-le avec de l'eau bouillante, assez pour le pouvoir pressurer et pétrir avec les mains jusqu'à le rendre pâteux, puis, ajoutez-y autant d'eau que cela vous paraîtra nécessaire. Cette boisson est salutaire pour les cas d'inflammation des poumons ou d'intestins, et avec les purgatifs, étant plus adoucissante et plus agréable que l'eau pure.

GRUAU DE FARINE D'AVOINE. Pour faire un gallon (cinq litres), prenez un quart de litre de gruau frais de bonne avoine, mettez-le dans un vase de bois de hêtre, ajoutez peu à peu, environ une demi-pinte d'eau, broyez le tout bien ensemble, avec un pesant pilon de bois, pendant long-temps. Des épreuves réitérées m'ont fait connaître que cela était nécessaire pour l'amalgame complet des parties constituantes du gruau d'avoine avec l'eau, car, l'ébullition seule ne paraît pas capable de remplir le même but, quand même on la continuerait long-temps, cela n'ajoutant ni à la bonté, ni à la qualité du gruau. Au moyen de la trituration, il faut une moindre quantité de gruau. Ce moyen produit un gruau, pour le moins aussi riche, si ce n'est plus, qu'une plus forte quantité de la même farine, quoique bouillie plus long-temps; elle est aussi plus agréable au goût, sans contredit.

Je m'en suis nourri pendant une période de ma vie, chaque soir, pour souper, et cela durant plusieurs années, ayant reconnu les avantages de cette trituration. Ce gruau offre un repas délicieux, lorsqu'on le verse sur des petits morceaux de pain frais, avec un peu de sucre. Une cuillerée à bouche, pleine de gruau, suffit alors pour à peu près un demi-litre de gruau.

Il n'y a pas besoin de continuer à le faire bouillir, car, quand il en est tout près, il s'épaissit et devient de bon goût; puis étant versé dans cet état sur le pain, cela le rend une espèce de confiture, surtout si le pain est frais. L'utilité que peuvent en retirer les convalescens, et ceux qui désirent souper légèrement, m'a fait entrer particulièrement dans les détails de cette préparation, en ayant reconnu moi-même les avantages. Pour rendre ce mets plus délicat encore et plus facile à digérer, on devrait séparer l'épiderme ou écorce de l'avoine mêlée parmi la farine, non en la passant par un tamis, mais en la laissant reposer quelques secondes après qu'on a ajouté toute l'eau qu'on veut mettre dans le vase. On peut alors verser le liquide dans le poêlon sans le sédiment. Aussitôt qu'il commence à bouillir, il s'épaissit, coulant de la cuillère sans bruit, ce qui indique le terme de l'opération. Si l'on le fait entièrement de lait, il est d'une digestion trop pesante; toutefois, avec un cinquième de lait et le reste d'eau, il devient léger et très-appétissant.

C'est un gruau clair qu'il faut donner en général aux chevaux pour servir de délayant, car ceux qui le font épais et succulent, oublient que c'est leur donner une nourriture presqu'aussi forte et aussi inflammatoire que l'avoine. Je voudrais aussi les précautionner contre un certain point, qui est celui de ne pas remplir l'estomac des chevaux, lorsqu'il est faible, en leur faisant avaler, par le moyen d'une corne, plus qu'ils ne peuvent convenablement digérer. Il y a des circonstances où l'on peut administrer de cette façon une corne pleine ou deux utilement ; mais ce que le cheval prend de son propre mouvement lui convient toujours mieux. On devrait lui présenter ce gruau à plusieurs reprises, sans se rebuter, lorsque l'appétit est faible. S'il a du dégoût pour une chose, présentez-lui-en une autre, de l'eau pure même, s'il a de l'aversion pour du gruau, ou pour autre mixtion de ce genre, ce qui est le cas chez quelques-uns. L'eau froide doit plutôt lui être donnée en petite quantité et souvent, s'il ne l'aime pas chaude, que de l'omettre. On devrait aussi le nourrir de la main si la nourriture paraît nécessaire, et qu'on ne le puisse pas par un autre moyen, cela l'engage souvent à manger et à trier ce qu'il veut, mais dans les maladies inflammatoires, ce n'est pas le cas d'exciter l'appétit, comme beaucoup de personnes le pensent.

MATERIA MEDICAMENTARIA.

Médicamens.

BOLS PURGATIFS.

Une médecine purgative étant la plus efficace comme la plus essentielle à donner aux chevaux (au vrai, c'est presque tout ce dont ils ont besoin) et l'aloès étant en même temps ce qu'il y a de mieux pour remplir l'effet désiré, je vais, en conséquence, décrire une méthode nouvelle et commode pour confectionner cet extrait bienfaisant. Cette médecine, d'un prix infini, se tire des *aloe spicata*, *perfoliata*, *vulgaris*, de Linneus, étant le suc des feuilles épaisses de cette plante, rendu consistant par l'ébullition. Comme cet extrait est une gomme-résine, on éprouve une grande difficulté à en former des bols d'une bonne consistance, en la pilant dans un mortier, étant d'un côté trop solide et de l'autre trop molle et sujette à se dissoudre, malgré qu'on se serve d'alkali ou de savon liquide pour cet effet, ainsi qu'on l'a pratiqué auparavant. J'ai atteint ce but désirable d'une manière complète, en la moulant dans des tubes ou canons de papier, après l'avoir mêlée avec de la mélasse et dissoute sur le feu. L'appareil simple, dont je me sers, est représenté dans la planche ci-jointe, tel qu'on le voit, après avoir subi plusieurs perfectionnemens successifs : *a* est un pot de fer-blanc, avec un couvercle et une anse basse, dans lequel l'aloès se jette après avoir été mis en petits morceaux. Ce pot a un bec assez large, à l'extrémité duquel est une valvule suspendue par une charnière, tournant aisément, qui, en s'abaissant, tombe sur l'aloès pendant qu'il s'écoule, et sert à prévenir son contact avec l'air froid; ce dernier, sans cette précaution, se figerait ou se coagulerait, inconvénient qui nous a beaucoup embarrassé dans nos premiers essais. L'embouchure du bec, en dedans du pot, contient un grillage de fil de fer d'environ quatre pouces carrés, pour empêcher les morceaux de citrouille et autres corps étrangers de l'engorger. Le couvercle tourne sur une charnière, étant fixé du côté opposé par une clavette *t*, retenue par une petite chaîne. *f* est un poêlon ordinaire de cuisine, à queue, dont on se sert pour bains-marie; le rebord *c* du pot, contenant l'aloès, repose sur le bord de celui-ci, après qu'on a mis le premier dans le poêlon, et placé le tout sur le feu. Ayant choisi de bon aloès, lisse et luisant, exempt, autant que possible, de sable, saletés ou morceaux de citrouille, et non réduit à un état friable par le feu comme c'est quelquefois le cas, on ajoute, à telle quantité donnée qu'on veut, un cinquième de son poids, de sirop de sucre ou mélasse, et on les fait cuire ensemble; au bout d'une heure ou deux, en maintenant l'eau à l'état d'ébullition, l'aloès est rendu fluide sans danger de se calciner ou de verser par dessus. De temps en temps, dans le cours de cette opération, mais pas trop souvent, on peut lever le couvercle et remuer le contenu avec une spatule, pour mieux réussir à incorporer la mélasse avec l'aloès. Quand le tout est rendu fluide, on retire le pot du poêlon, on en verse la matière aussi vîte que possible dans les tubes ou canons de papier; en se refroidissant elle se resserre et s'affaisse considérablement, c'est pourquoi il faut avoir soin de remplir une seconde fois les tubes. On trouvera la consistance de ces rouleaux parfaite, lorsque la matière est froide, étant solide et flexible au maniement en même temps. On en fait des bols sans peine, en coupant les rouleaux de la longueur qu'on veut, avec un couteau frotté de beurre. Le poids d'une once est une dose suffisante pour un gros cheval de selle ou de carrosse, si l'aloès est bon, et dix gros pour un gros cheval de trait, en diminuant la quantité en proportion de la grosseur de l'animal. La lettre *k* est une tablette commode pour placer les canons de papier dessus; *m* une planche avec une charnière pour les serrer; *n* un clou et gâche pour la tenir fermée; *l* une broche de fer pour retenir les canons de papier debout, avec des trous pour en admettre tel nombre qu'on veut. Pour que ces canons soient faits convenablement, il ne faut pas qu'ils soient de papier fort et roide, eu égard au gosier du cheval. Du papier d'imprimerie, sans colle, est très-propre à cet usage. On forme ces tubes, ou canons, en les roulant sur un bâton cylindrique, et pour empêcher que la colle ne s'attache au bâton et ne lui permette pas d'être tiré dehors, il est nécessaire que les bandes de papier soient coupées assez larges, c'est-à-dire d'une circonférence et demie du rouleau, le tiers servant pour la colle. Pour en enduire plusieurs à la fois et plus proprement, placez-les l'une sur l'autre comme en z, laissant les bords destinés à recevoir la colle dehors. Roulez-les séparément sur le moule, en commençant par la partie opposée à celle qui est collée et qui doit fermer le tube. *Voyez y.*

Il n'est pas hors de propos de mentioner ici que, d'après le résultat de ma propre expérience, il ne paraît pas nécessaire d'ajouter de substance aromatique ou épice à l'aloès, comme cela se pratique souvent. En effet, dans le cours de trente ans que je l'ai administré, suivant la formule présentée ci-dessus, je n'ai pas connu un seul cas où il ait donné des tranchées au cheval, quoique je l'aie vu produire cet effet suivant la méthode de ceux qui y ont ajouté ces ingrédiens, de sorte que j'ai lieu de croire que l'addition de ces matières est plutôt capable de les causer. La simplicité des formules, si rien ne s'y oppose, est toujours la meilleure.

Qu'il me soit permis de remarquer aussi qu'il faut une forte dose d'aloès pour opérer efficacement sur le cheval, ce qui provient, peut-être, du peu de degré d'irritabilité que possède son estomac et ses intestins. Cette dose produit une langueur et une débilité extraordinaire pour un jour ou deux, après l'avoir prise, comme l'on peut l'éprouver quand on les met au travail, ou qu'on les monte. La vaste étendue relative du canal de leurs intestins et la sympathie prononcée que tout leur système a avec cette partie, peut en même temps rendre raison de cet effet.

Ayant achevé mes observations sur le purgatif propre à être administré au cheval, il se présente une circonstance digne d'être relevée et qui m'a frappé, après avoir fait avaler cette drogue plusieurs fois; c'est qu'à l'égard des chiens, l'aloès ne parut pas agir du tout dans une dose proportionnée à la grosseur de l'animal. On se sert beaucoup pour eux, du sirop de nerprun (*Rhamnus catharticus*) (*); mais dans

---

(*) J'ai vu cette plante croître abondamment parmi les haies, dans le comté de Worcester, près les monts de

les boutiques on vend souvent, pour le remplacer, un article falsifié, composé de mélasse et de jalap, ainsi l'on doit être sur ses gardes, en voulant tirer des conclusions à cet égard.

De la limaille ou des raclures d'étain se donnent aux chiens dans le même but. On pourrait supposer qu'ils opèrent, non par leurs vertus médicinales, mais par leur effet mécanique, comme donnant de rudes frictions aux entrailles.

L'aloès étant connu pour agir principalement sur le rectum et la partie postérieure des intestins, son usage, en lavement, pourrait être avantageux en certains cas, quoique son état d'indissolubilité offre un obstacle à ce qu'on s'en serve dans ce but.

C'est aussi une chose singulière qu'un *breuvage purgatif* soit encore à désirer dans la médecine vétérinaire, bien que les maréchaux prétendent souvent qu'ils en donnent, sans que cela soit réellement vrai; l'aloès, qui est le seul purgatif pour le cheval, étant d'une matière si résineuse, qu'il ne peut pas s'incorporer avec l'eau (*).

Malvern; circonstance que je relève, pour fournir les moyens de mettre son effet véritablement à l'épreuve, si l'on y est disposé.

(*) On a dernièrement acquis la certitude que la propriété purgative de l'aloès ne réside pas autant dans la

En y joignant de la thériaque, cette difficulté se trouve surmontée ; mais si on y ajoute beaucoup d'eau, une séparation de la résine a de suite lieu. Il y a aussi un autre moyen d'effectuer un amalgame, c'est de bien broyer l'aloès

---

résine que dans la gomme qu'il renferme, partie qui se dissout dans l'eau. Curieux de connaître exactement la quantité de gomme et de résine qui se trouve dans une livre de bon aloès des Barbades, bien choisi, je priai mon ami, J.-T. Barry, célèbre pharmacien de Londres, d'en faire l'expérience par l'évaporation de l'eau, dans laquelle toute la gomme était dissoute, il opéra très-soigneusement, au moyen d'une machine ingénieuse de son invention, qui lui a valu un brevet, et au moyen de laquelle il obtient un vide si parfait, que l'eau y entre en ébullition à 110° du thermomètre de Farenheit (42° de Réaumur), la moitié à-peu-près de ce qu'il faut à l'air libre. Je n'ai pas maintenant devant moi la note de l'analyse faite par mon ami, mais autant que je puis me rappeler, la quantité de gomme était environ de 5/8mes., le reste était de la résine et de la fécule végétale.

La même expérience a été faite avec l'aloès du Cap de Bonne-Espérance, on a trouvé qu'il contient une plus grande portion de gomme.

On a proposé, d'après cette découverte, d'employer la gomme seule pour les chevaux ; mais je crois cette analyse, par évaporation, trop difficile pour qu'on puisse la mettre ordinairement en usage, à moins qu'on ne soupçonne que l'aloès a été falsifié par un mélange de résine commune, et qu'on ne veuille connaître au juste sa qualité.

avec des amandes pelées, dans un mortier, versant de l'eau chaude dessus. Le mucilage et l'huile d'amandes semblent le rendre soluble pendant un court espace de temps. Dans certains cas, tels que la gourme et autres, où le pharynx est irrité, un pareil breuvage serait très-utile.

DIURÉTIQUES.

Les médicamens les plus efficaces pour le cheval, après les purgatifs, sont ceux qui agissent sur les organes urinaires; en irritant ces organes, on déplace quelquefois de légères affections inflammatoires de la même manière que par le moyen des purgatifs, et, comme l'on peut y avoir recours sans affaiblir beaucoup l'animal, ou le rendre incapable de service, on en fait souvent usage. Je peux désigner plus particulièrement les eaux aux jambes, et je crois aussi quelques cas de farcin, où il me semble avoir aperçu de l'utilité à s'en servir. Toutefois, dans le plus grand nombre de cas où ils sont administrés, ce n'est pas dans un but réel d'utilité, mais pour répondre aux vues intéressées des palfreniers et des maréchaux. Ceux-ci parlent beaucoup plus de cette suppression imaginaire d'urine et de la nécessité d'exciter cette évacuation, que l'existence de ces faits ne les y autorise.

Les résines, térébenthines et huiles essentielles, excitent facilement les organes urinaires à une sécrétion, dans cet animal; mais avant de donner une formule à cet effet, il est à propos de considérer un peu, au préalable, l'accessoire dont on se sert. En matière de bols, en général, j'entends par accessoire, le véhicule du médicament qui constitue la majeure partie de leur volume, car il est clair que le médicament seul ne formerait qu'un bol de peu de grosseur et de consistance.

On voit souvent des gens recommander à la légère, dans les livres, ce qu'il n'ont jamais soumis à l'épreuve ou réduit en pratique.

L'un de ces écrivains ordonne gravement de dissoudre l'aloès dans l'eau. Un autre prescrit de mêler de la farine de graine de lin avec de la térébenthine. L'exécution de ce dernier ordre est assez difficile; pour celle du premier, elle est impossible. Au lieu de farine de graine de lin, qui est si généralement recommandée comme accessoire, dans les bols vétérinaires, je trouve une bien meilleure chose dans la farine de fèves, par sa faculté d'adhésion et de donner une bonne consistance. Il y a d'autres matières qu'on obtient plus aisément et qui sont tout aussi bonnes; ce sont la poudre de drèche et la farine d'avoine. Ce qui est encore préférable à celles-là, par la facilité à se la procurer, c'est la farine d'orge. Il faudrait la passer par un tamis très-fin, pour que le son, aussi bien que l'épiderme, en soit séparé.

On recommande également la poudre de réglisse pour cet usage ; cependant, lorsqu'elle est sans mélange, elle est fort coûteuse, par conséquent, on la trouve généralement falsifiée à un très-haut point et mélangée avec d'autres poudres, par les fabricans et vendeurs de drogues, de sorte qu'on ne sait pas bien ce qu'on donne. Cette difficulté de cohésion, qu'on observe dans la farine de graine de lin, provient, je pense, de quelques portions d'huile qui sont restées dans les gâteaux après avoir été pressurés.

La formule suivante, pour les bols de ce genre, me paraît aussi convenable qu'aucune autre, parlant d'après ma propre expérience.

Bol diurétique.

Nitre *(nitrate de potasse)*,....... une livre.
Savon de Castille,.............. demi-livre.
Térébenthine ordinaire, ... une livre.
Farine d'orge, ... deux liv. ½.

Ou assez pour leur donner une consistance raisonnable. Pilez ces ingrédiens dans un mortier, comme il faut, jusqu'à ce qu'ils fassent adhésion et forment une masse compacte par le moyen des propriétés visqueuses de la térébenthine. Divisez-les alors en bols de grosseur moyenne, soit d'une once pesant, ayant soin d'augmenter ou de diminuer cette quantité suivant la grosseur du cheval. En faisant fondre la térébenthine devant le feu, on rend le procédé un peu plus facile. Si l'on désire une odeur forte (certaines gens ne faisant aucun cas de ces bols sans cela), on peut ajouter à la masse deux gros d'huile de *genièvre*, ou la même quantité d'huile essentielle d'*anis*, sans aucun inconvénient.

Pour rendre ces bols parfaitement cylindriques et de bonne apparence, après les avoir roulés sur une tablette de bois, ou de marbre, saupoudrée de farine, il faut les mettre daus un tube cylindrique de fer-blanc et, avec un battoir de bois, les bourrer et façonner à la forme exacte du tube. Je suis toutefois disposé à croire que la forme ovale est la plus propre à donner à ces bols, comme étant la plus facile à administrer pour son passage dans le gosier du cheval. Il n'est pas plus difficile de former un breuvage diurétique, puisque le *nitre*, le *sel de glauber* et l'*esprit doux de nitre* agissent sur les reins du cheval et sont solubles dans l'eau. L'huile de térébenthine et les autres huiles essentielles peuvent s'employer aussi, en en opérant l'amalgame par le moyen d'alkalis, de savon, ou de mucilage. Ce qui suit pourrait très-bien remplir ce but.

Breuvage diurétique.

Sel de glauber,............. deux onces.
Nitre,..................... six gros.
Dissolvez dans une pinte d'eau chaude, ajoutez-y un gros pesant d'esprit doux de nitre, et donnez le tout par le moyen d'une corne.

On a coutume de se servir pour cela de la grande ouverture de la corne, cependant je la bouche avec un morceau de bois bien cimenté dedans, puis je coupe l'autre bout de la corne, de façon à laisser une ouverture d'environ un pouce et demi de diamètre, à laquelle j'adapte un bon bouchon de liége. De cette manière, on peut l'introduire plus avant dans la bouche, le long des joues et vers l'entrée du gosier, que par le gros bout ; la boisson est moins sensible au goût et moins sujette à être rebutée. Pour la porter à quelque distance, surtout étant à cheval, on conçoit aisément que cette méthode est plus commode qu'une bouteille de verre. Lorsqu'il est nécessaire de déguiser la chose, ce qui est quelquefois le cas pour ceux qui exercent l'art, ces boissons peuvent se colorer, ayant soin d'avoir toujours sous sa main une forte infusion ou décoction de racine d'orcanette, de curcuma, ou de bois de sandal, dont on empêche la putréfaction, en y ajoutant une petite quantité d'esprit de vin.

Ce qui suit est la description d'un breuvage diurétique, breuvage que je qualifie du nom de diurétique chaud.

Breuvage diurétique chaud.

Térébenthine de Venise, ... demi-once.
Savon d'Espagne, coupé fin,.. trois gros.
Potasse,.................. dix grains.
Huile de genièvre, ½ gros ou trente gouttes.

Broyez-les bien ensemble dans un mortier chaud et ajoutez une chopine d'eau chaude pour faire le breuvage.

Pour rendre notre empire sur ces animaux, aussi braves qu'ils sont sans intention de nuire, le moins dégoûtant possible, je recommanderai au praticien éclairé de s'abstenir, autant qu'il le peut, de se servir de médecine, ou de faire son choix sur celles qu'on peut leur donner avec leur nourriture; cependant, lorsqu'elles sont nécessaires, malgré leur goût rebutant, il faut bien les administrer d'une des manières mentionnées plus haut.

Nos lumières, à l'égard des évacuations par les intestins et par les reins, sont assez éclairées et sûres, mais quand on passe outre, je crois voir que nous nous égarons sur un terrain plein d'incertitude. On peut multiplier les formules pour faire gagner les libraires, en composant de gros livres, ou pour donner à l'ignorance un air de savoir étendu sur ces matières, ou de dextérité à prescrire des remèdes; toutefois, on ne connaît pas pour certain leur effet, et peut-être ne le connaîtrons-nous jamais. Que ceux qui se flattent de leurs connaissances sur ce point, prennent garde de n'être pas entraînés dans des idées illusoires, ou des conclusions fausses, que le temps, des notions plus correctes et des observations plus exactes, dévoileront à nos yeux.

Je recommande aussi au jeune praticien d'observer la plus grande simplicité dans ses formules, ce qui lui fera éviter beaucoup d'erreurs; les fatras compliqués, ainsi que les minuties, ne servant qu'à exposer l'ignorance de leur auteur.

Quant aux *bols cordiaux* pour les chevaux, mots qui possèdent un grand prestige sur les palfreniers et maîtres d'écurie, ils sont souvent composés avec des drogues qui n'ont rien de cordial. Un maréchal m'apprit que tous ses cordiaux étaient composés de soufre!

En effet, le rebut des magasins des droguistes est souvent destiné à ces gens, pour cet usage. Nos notions, à l'égard de ces stimulans, se dérivent toutes des affections de notre propre estomac; ce qui est aromatique pour nous, doit l'être, à notre avis, pour eux. Ce raisonnement peut n'être pas très-faux, quoiqu'il existe moins d'analogie peut-être entre l'estomac du cheval et celui de l'homme, qu'entre ceux des animaux.

L'action de l'esprit de vin et de l'opium n'est point la même, à plusieurs égards, sur eux que sur nous, comme, d'un autre côté, l'avoine ni l'orge ne nous éveillent ni ne nous excitent pas autant qu'eux; ainsi, des conclusions pourraient ne pas être bien correctes sur ce point. Entre les sels métalliques de toutes espèces, ainsi que les émétiques végétaux, il n'y a également aucune analogie.

Pour les tranchées, j'ai, dès le principe, employé le piment comme préférable à toute autre épice, par son bon marché et l'excellence de ses qualités aromatiques. Ses vertus, dans la guérison de cette maladie, ont démontré son utilité et j'ai continué à en faire mes bols cordiaux. Ce qui suit est la formule que je recommande.

Bol cordial.

Piment en poudre très-fine,...... une liv.
Farine d'orge tamisée,............ deux liv.
Mélasse ou miel, la quantité suffisante pour en faire des bols.

Si des stimulans plus actifs paraissent être requis, on peut y ajouter du gingembre ou de la canelle, tous deux pulvérisés, ou si l'on désire porter l'action à un bien haut degré, on peut employer du poivre blanc ou du poivre de Cayenne. Un breuvage cordial peut aussi se faire de la manière suivante, auquel on peut ajouter des liqueurs spiritueuses, telles qu'eau-de-vie, vin, bière blanche ou brune, ou forte, si l'on le juge nécessaire, au lieu d'eau.

Breuvage cordial.

Teinture pour les tranchées, 4 onc. } pour un
Eau chaude, ... 8 onc. } breuvage.

Des vues intéressées font souvent qu'on administre aux chevaux ce qu'on appelle des bols cordiaux, et l'on se plait à dire qu'ils sont d'un grand service à la suite d'un voyage long et pénible; cependant, d'après mes propres notions de la constitution de l'animal, j'ai lieu de juger qu'une bonne *mash* de son ou de drèche, tous deux frais et nouveaux, serait un régal bien supérieur pour eux en pareil cas, ainsi qu'une bonne litière, ou bien le gruau au lait décrit plus haut, rendu savoureux et adouci avec de la mélasse ou du miel. On pourrait encore y ajouter, si le cheval n'y a pas de répugnance, un peu de bière blanche forte qu'on nomme *Ale*, ce qui serait préférable et plus efficace que toutes les drogues du monde.

J'ai lieu de croire que la plupart des animaux trouvent le sel de bon goût avec leur nourriture, et que cet ingrédient rend la digestion de l'estomac plus active; on peut donc le recommander pour être mêlé avec leurs alimens, quoique je n'aye pas pris beaucoup note de leur inclination à cet égard. Les engraisseurs de bétail en parlent avec éloge.

Les huiles essentielles de térébenthine, sont aussi une autre espèce de stimulans pour l'estomac, quoiqu'il me soit douteux s'ils sont de leur nature aussi convenables ou bienfaisans que les aromates et les vins. En attendant, le récit suivant d'une expérience faite avec soin, en en introduisant une forte dose dans l'estomac du cheval, vaut bien la peine d'être donné; je l'extrais de mon journal.

Cette épreuve fut faite à la suite d'une communication fournie à la Société des Arts, Manufactures et Commerce, par un médecin vétérinaire qui affirmait avoir trouvé un remède pour les vers dont les chevaux sont affectés, et que ce remède consistait à prendre une dose aussi forte que quatre onces de cette liqueur acre dans du gruau. Le comité voulant approfondir cette matière, me pria de répéter cette épreuve et d'en examiner attentivement le résultat. On voit dans le détail suivant quels en ont été les effets et les apparences à l'ouverture du cheval après sa mort, et s'il s'y trouvait réellement des vers sur lesquels on pût agir. Cette essence, ayant la renommée de guérir du tœnia, aura, sans doute, fait supposer à ce médecin vétérinaire, qu'il devait détruire toutes les autres espèces de vers des intestins; il l'aura pour lors certifié comme un fait. Cependant on peut remarquer que le tœnia, ou le ver plat, quoique très-commun parmi les chiens, et assez fréquent chez les hommes, est fort rare dans les chevaux, de sorte qu'à moins que sa présence ne soit attestée par des pièces ou bouts de ver sortant des intestins, il ne vaut pas la peine de pêcher en eau trouble pour s'en assurer par des moyens si insupportables (*).

(*) Le 11 avril 1817, étant accompagné d'une autre personne, députée pour assister à cette expérience, je commençai par administrer à une jument qui se trouvait à la voirie, quatre onces d'essence de térébenthine dans une pinte d'un gruau chaud et épais. C'était une jument couleur bai-châtain, de la hauteur d'environ quatorze paumes. Nous l'avions choisie expressément, à cause de la quantité de matière blanche qu'elle avait sur l'anus, chose qui se fait remarquer en pareil cas, et qui indique, comme je l'ai observé, la présence de cette espèce particulière de vers, à laquelle j'ai donné le nom de ver-fouet, ressemblant, par sa figure, à un fouet à manche, ou pour chiens, qui est gros vers le manche

Les médicamens cordiaux et toniques, semblent devoir se diviser en quatre sortes ou ordres,

---

et présente une pointe très-mince à l'autre extrémité. Après cette dose, je l'observai environ vingt minutes, puis la quittai et revins la revoir au bout de deux heures, ayant laissé tout ce temps mon apprentif pour la surveiller. Je la trouvai, à mon retour, couchée sur le côté, et crus apercevoir que ses yeux exprimaient de la douleur. Les gens de la voirie dirent qu'elle tournait souvent ses regards vers ses flancs, comme les chevaux font quand ils souffrent de l'abdomen.

La matinée suivante, à six heures, j'envoyai examiner sa fiente, on trouva un ver ou deux tout au plus, ce qui me parut n'avoir pas beaucoup de connexion avec la médecine. A dix heures je la visitai moi-même, mais ne trouvai point de vers, quoique j'examinasse attentivement la fiente qu'elle avait évacuée pendant la nuit. Je la laissai vivre jusqu'au jour suivant, c'est-à-dire quarante-huit heures après la médecine, pour bien juger de l'effet; je me rendis alors à la voirie et la fis assommer avec la masse. Etant morte, je l'ouvris, assisté des gens de la voirie, et en ayant retiré l'estomac et les intestins, en commencant par le rectum, on trouva une boule de fiente dans chaque sac de ce boyau, à trois ou quatre pieds de distance de l'anus. Sur l'extérieur de ces boules, et en contact avec la paroi des intestins, étaient plusieurs de ces vers, que j'ai appelé vers-fouets, pour être semblables à un fouet pour chiens, et pour ne pas en confondre l'espèce avec le gros lumbricus ou le petit ascaride. J'observai que quelques-uns de ces vers étaient morts, leur savoir : les *Alcoholiques*, ou *spiritueux*, les *Aromatiques*, les *Amers* et les *Métalliques*. Quelques-

---

peau étant remplie de cette matière blanche qui salit l'extrémité de l'anus, de sorte que cette matière ne provient point, comme on l'a cru précédemment, des excrémens de ces vers ; mais de ce que la fiente, dans son passage, froissant la peau tendre de ces animaux morts, la rompt, et cette matière blanche tombe sur le périnée. Plusieurs centaines de ces vers, très-petits et tous jeunes, se trouvèrent logés dans les plis de la muqueuse des intestins; apparemment nouvellement formés, ainsi que les autres vers plus anciens, ils paraissaient pleins de vie et de vigueur, par conséquent point affectés par le médicament. On trouva de ces vers dans tout le cours du rectum, mais point dans le boyau qui l'avoisine.

Ils se firent apercevoir, de rechef, en grand nombre dans le colon aussi bien que dans les petits intestins, en état de vie, mais il n'y en avait point dans le duodenum, qui est, par parenthèse, un nom déplacé eu égard au cheval, car il a plus de douze pouces de long.

Ma curiosité fut excitée à l'ouverture de l'estomac, et en effet, il y avait de quoi la satisfaire, car il s'y présenta un objet vraiment invitant à la réflexion. Deux espèces d'œstres, par un heureux hazard, y étaient logés, savoir : l'*equi* et le *salutiferus*, ou nouvelle espèce, dont j'ai publié une notice. Ils n'étaient, ni l'un ni l'autre morts, ni même du tout incommodés par la médecine, étant, au contraire, très-vivans. Je trouvai le *salutiferus* dans un peloton séparé, à l'entrée du duodenum, confirmant, par là, mes soupçons à cet égard, que c'est là leur habitation réelle et naturelle, savoir :

uns des *narcotiques*, qu'on peut classer, à certains égards, dans ce dernier ordre, en sont maintenant exclus.

---

en dehors de l'estomac. Il m'est permis d'informer la Société que ces vers ne sont pas des démons injurieux et destructifs comme l'a dépeint l'ignorance, car des recherches bien plus scrupuleuses que celles qu'on a faites auparavant, m'ont engagé à les considérer comme des stimulans de l'estomac des chevaux. J'apporte, avec moi, un Traité sur leur sujet, que je me fais un plaisir de présenter à cette Société, aussi honorable que bienfaisante. Je procédai ensuite à l'examen de l'estomac même. La membrane muqueuse était généralement dans un état d'inflammation violente et, dans quelques endroits, couverte de phlyctènes, chose que je n'ai jamais vue auparavant. Ces phlyctènes, de la grandeur d'une pièce de six sols à un demi-écu, devaient causer de grandes souffrances à l'animal. D'après ces faits, je suis prêt à conclure que la personne qui sollicitait cette récompense auprès de la Société, avait formé es conclusions trop à la hâte, sans les appuyer des expériences nécessaires. Elle prenait pour vérifié ce qu'on avait affirmé à l'égard de l'espèce humaine. Il est évident, du reste, que dans le cas présent, on avait poussé l'expérience aussi loin que la prudence peut le permettre, en jugeant des effets sur l'estomac.

J'ai donné les détails de cette expérience, qui ne laisse pas d'être assez douloureuse, dans le but d'empêcher, jusqu'à un certain point, qu'on ne la répétât inutilement, ou au moins trop souvent. Au fond, quand un

L'efficacité des toniques est de renforcer le ton des fibres affaiblies ou relâchées, ou de leur donner un accroissement d'énergie et de vigueur. Les aromatiques produisent cela sans occasionner d'affaissement subséquent. Les spiritueux épuisent davantage. Les métalliques semblent diminuer l'irritation de la fibre animale, effet probablement causé par l'abondance de l'oxigène qu'ils contiennent. Le fer est pourtant un tonique puissant, combiné avec d'autre gaz, comme les eaux minérales de Bath le prouvent clairement; sans la base métallique, elles auraient, il y a à présumer, peu d'effet. Administrés intérieurement, la plupart des sels métalliques sont de violens émétiques pour nous, ainsi que pour la majeure partie des animaux, excepté le cheval.

Le *sulfate de fer* et le *sulfate de cuivre* renferment des vertus toniques considérables, et le *sulfate de zinc*, ou *vitriol blanc*, les possède à un haut degré, quoique la dose propre à donner soit encore incertaine; au fond, quand leurs effets se font apercevoir extérieurement, c'est alors

---

effet est vérifié et parfaitement connu, ce n'est plus une expérience, quoique souvent qualifiée de telle mal à propos; à l'égard des corps inanimés, les conséquences en sont insignifiantes, mais il n'en est certainement pas de même pour les êtres doués de sensibilité.

l'action du poison qui, bien loin de procurer une amélioration dans le ton, produit, au contraire, une détresse réelle, de sorte qu'il est difficile de tirer des conclusions satisfaisantes en pareil cas. Nos nombreux prescrivans en médecine vétérinaire, paraissent, toutefois, n'éprouver aucun embarras à cet égard.

En cas de débilité provenant d'un excès de travail ou de nourriture, leur effet tonique sera probablement du plus grand avantage, plus particulièrement dans les cas de farcin, où l'estomac et le système *chylopoiëtique* ont souffert; ils peuvent alors devenir d'un grand service pour redonner plus de vigueur aux organes digestifs, ayant soin de réduire premièrement les symptômes inflammatoires qui se manifestent dans ces cas, par l'usage de la lancette ou du séton; on peut, en outre, augmenter et améliorer leurs effets par un *exercice réglé*, un *bon air*, un *pansement soigneux*, et une *nourriture saine*, administrée fréquemment et en petites quantités. Le *sulfate de zinc* est aussi un médicament inestimable, appliqué extérieurement, produisant l'adhésion des surfaces de vieux abcès et de parties devenues indolentes, desséchant les plaies, etc., ce dont je fournirai ailleurs des exemples frappans, d'après ma propre pratique, car ici nous sommes à considérer les médecines intérieures seulement.

L'Ægyptiac, ou *Oximellite de cuivre* (*), peut également se classer avec ceux-ci, étant moi-même porté à croire qu'il est à même de remplir presque entièrement le but qu'on se propose, en le prescrivant extérieurement et intérieurement pour ces animaux, et de rendre superflus à peu près tous les autres remèdes. On trouvera cependant de la difficulté à en fixer précisément la dose, ce qui ne peut se faire que par une attention prolongée et assidue à la grande variété des cas.

Je vais donner quelques formules, en suivant l'ordre prescrit ci-devant.

Breuvage spiritueux.

Si l'esprit de vin seul est donné, la quantité d'un verre de vin dans une demi-pinte d'eau suffira, nous présumons, pour une dose convenable, avec de l'ale ou bière blanche forte, environ une pinte.

Breuvage spiritueux avec des aromates.

Je place ici, à cause de son grand usage, la teinture contre les *tranchées*, comme appartenant

---

(*) On donnera ci-après une formule qui a son mérite et coûte moins que celle commune de vert-de-gris et de miel.

strictement à cette partie du sujet, et à cette classe de médicamens, en ayant fait la découverte, il y a quelques années, et l'ayant employée comme un secret précieux. En effet, elle s'est montrée d'un grand prix sous mes mains, ainsi que sous le ministère de plusieurs autres personnes, ayant arraché à la mort une quantité innombrable de bons chevaux. Son succès a été presque invariable, lorsqu'on l'a administrée comme il faut, ainsi que plusieurs des grands brasseurs de cette métropole peuvent l'attester. La formule pour la teinture contre les tranchées est la suivante, telle qu'elle se trouve dans un ouvrage sur les tranchées.

Prenez Piment en grains, moulu fin, une liv.

Esprit de vin et Eau, de chaque, trois pintes.

Faites infuser le tout pendant plusieurs jours, remuant, de temps en temps, le vase, puis passez pour être prêt à s'en servir.

On en donne le quart d'une pinte pour dose, à la première attaque de la maladie, c'est pourquoi l'infusion devrait toujours être tenue prête par le palfrenier ou le valet d'écurie. Il ne faut pas non plus se contenter d'une simple dose, puis abandonner l'animal à son sort; mais il faut l'administrer d'heure en heure, jusqu'à ce qu'elle opère un soulagement. On devrait couvrir le cheval chaudement, en même temps, et dans les cas critiques, frotter l'abdomen avec la main couverte d'un gant de flanelle. De cette manière, l'effet est à peu près certain, même dans les cas les plus violens et prolongés, à moins qu'il ne soit survenu la gangrène.

Dans le nombre des amers, le quassia ou la gentiane semblent parvenir le mieux au but désiré. Je recommanderais la formule suivante de cette médecine.

Breuvage amer.

Quassia en copeaux........ deux onces.
Eau...................... trois pintes.

Faites bouillir jusqu'à la réduction de deux pintes pour trois breuvages; donnez-en un chaque matin, avec tel autre aromate, ou autre addition que le cas semble requérir.

Breuvage amer avec aromates.

Quassia en copeaux...... une once.
Gingembre............. deux gros.
Eau.................. deux pintes.

Faites bouillir le tout dix minutes, puis coulez-le pour deux breuvages.

Breuvage tonique.

Si le vitriol blanc était préféré, ou qu'il fut

plus à portée, on peut alors se servir de la formule suivante.

Sulfate de zinc.............. un demi-gros.
Gingembre ou piment moulu, . un gros.
Mélasse. .... une once.
Eau.......................... douze onces.

Mêlez la Mélasse avec les poudres et triturez-les ensemble, puis ajoutez l'eau. On peut y joindre de l'eau-de-vie, ou d'autres liqueurs spiritueuses, si cela est nécessaire.

Breuvage tonique égyptiatique.

Ægyptiac, ou oximellite de cuivre,.. ½ onc.
Piment ou gingembre en poudre,.. ½ gros.
Eau, douze onces ou assez pour faire un breuvage modéré.

J'ai vu la formule suivante produire un excellent effet dans le cas d'écoulement nasal de farcin, arrêtant la suppuration d'une manière remarquable.

Breuvage tonique de cantharides.

Sulfate de zinc .... quinze grains.
Cantharides en poudre..... sept grains.
Piment en poudre......... quinze grains.
Mélasse. .... une once.
Eau pure q. s. faites digérer dans une cornue.

Ou si l'on pense qu'un bol est plus convenable, je recommande la formule suivante :

Cantharides en poudre.. .. .... sept grains.

Gingembre ou piment en poudre. quinze grains.

Farine d'orge et d'avoine et q. s. de mélasse pour former un bol.

J'ai observé les plus heureux résultats des aromates seuls sans les sulfates métalliques. Le quinquina est aussi un médicament qui a des propriétés toniques, et qui peut se classer avec celles-ci; son prix, toutefois, ses résultats douteux et la quantité requise, semblent fournir une raison suffisante pour ne pas y avoir recours.

Il y a aussi des stimulans de l'estomac d'un autre genre, qu'on pourra ajouter à cette liste, mais qui ne sauraient se classer, ni porter un nom qui leur soit propre. Nous les appellerons stimulans *adscititieux* ou *parasites ;* ils opèrent mécaniquement.

C'est, au premier coup-d'œil, une médecine d'un genre nouveau et plutôt singulier ; cependant je suis porté à les faire connaître, pour en avoir observé les effets, car ils peuvent servir à quelque chose quand leurs effets réels seront mieux connus. Je parle ici des larves, produisant l'œstre, ou *bots,* qui paraissent avoir la faculté d'irriter les parois de l'estomac, et d'accélérer l'action de la digestion. Ces stimulans indigènes ou, pour mieux dire, naturels à l'animal, peuvent néanmoins s'appliquer artificiellement, et on peut également se les procurer exprès, pour cet usage, dans les voiries. Enveloppés dans la membrane de l'estomac, à laquelle ils sont adhérens, ou bien placés dans des bols de farine, on peut les administrer ainsi avec la main (*). Je suis induit à croire que, pour des estomacs paresseux, particulièrement quand l'herbe forme la nourriture, et qu'elle provient de prés humides, dans des situations basses, ils deviennent des stimulans salutaires, excitant, par leur *spiculæ*, ou *épines*, une digestion plus active, et prévenant, de cette manière, les tranchées, ainsi que d'autres maladies. Quand l'estomac est dans un état de relâchement et d'engourdissement, il peut en résulter du bien. A tout hasard, je préfère ne pas en omettre l'indication, les soumettant, au contraire, franchement à la critique d'un rigide examen.

Par forme d'essai, pour m'assurer de leurs effets, et en même temps me procurer des mouches de leurs crysalides, je donnai un jour à mon petit étalon dix-huit ou vingt de ces *bots*, ou

(*) Voyez un Traité sur ces animaux, dans les transactions de la Société de Linnée, vol. 3, et publié de nouveau par moi, il y a environ quatre ans, avec les planches et figures, sous toutes leurs formes.

larves de l'*œstrus salutiferus*. Pendant le temps qu'il les conserva, il fut en très-bonne, si ce n'est meilleure condition, que je ne l'ai jamais vu. Durant les mois de l'été, ces stimulans peuvent s'administrer par le moyen de leur *ova*, placés sur les poils de l'animal, et leur opération continuera douze mois, car ils sont annuels et demandent onze mois pour parvenir à maturité.

Breuvage fébrifuge.

J'ai déja énoncé qu'on ne trouve pas de fièvre simple ou idiopathique dans le système du cheval, au moins le cercle de mon expérience, et celui des seuls praticiens auxquels on peut ajouter foi, ne me l'ont pas fait connaître. Cependant il existe souvent de fortes indications inflammatoires, qu'on appèle fièvre, et qu'il faut réduire par le moyen de la lancette principalement. Pour assister cette évacuation, on peut administrer des breuvages salins et délayans, excitant l'urine et procurant une libre transpiration.

Veut-on contenter de simples amateurs, on peut les appeler breuvages pour la fièvre, et je recommande le suivant.

Nitre	deux gros.
Antimoine tartarisé.......	demi-gros.
Eau chaude ou gruau clair..	douze onces.

On peut donner ceci une ou deux fois par

jour, colorant la dose, si cela est nécessaire, avec de l'infusion d'orcanette ou de curcùma. Bien que cet ouvrage soit publié pour la généralité, il est toutefois plus particulièrement destiné à l'usage du vétérinaire. Quand on peut inspirer de la confiance par des moyens si innocens, il ne saurait y avoir rien de déplacé à la chose.

Les boissons qu'on acidule ne sont pas incompatibles avec la thérapeutique du cheval, aidant à diminuer l'action morbide et la chaleur. Dans le choix de celles-ci, on peut se servir, soit des acides minéraux, soit des végétaux; environ soixante gouttes d'huile de vitriol dans un pot d'eau, avec une quantité suffisante de tartre alkali pour rendre la liqueur d'un aigre-doux agréable, ou si l'on préfère, en la saturant complètement, fourniront une boisson saline, agréable au goût et salutaire, à peu de frais. Si l'on jetait dedans des tranches de citron avec l'écorce, et qu'on coulât ensuite le tout à la passoire; on imiterait, sans grande dépense, ainsi que d'une manière agréable, les boissons salines et coûteuses, destinées pour le corps humain. On pourrait encore y ajouter de l'esprit d'éther ou esprit doux de nitre, comme un diurétique et un fébrifuge. Toutefois, du gruau mixtionné de diverses manières, en thèse générale, sera suffisant.

DIARRHÉE.

La diarrhée, ou flux violent des intestins, est souvent la suite du traitement de maladies inflammatoires, par l'administration déplacée de purgatifs aloétiques. Les conséquences en ont été souvent fatales, produisant une métastase de la maladie sur les intestins. J'ai trouvé, à la fin, que les sels neutres étaient ce qui l'arrêtait et la réprimait avec le plus de succès.

Je recommande le breuvage suivant en pareil occasion.

Breuvage contre le flux de ventre.

Sel de glauber *(sulfate de soude)*, six onces.
Sel d'epsom *(sulfate de magnésie)*, trois onces.
Sel ordinaire *(muriate de soude)*, demi-gros.
Vitriol vert *(sulfate de fer)*, ... cinq grains.

Dissolvez le tout dans un pot d'eau chaude et faites-en trois breuvages, dont un pris chaque jour; quelquefois de la craie préparée, en petite quantité, et quelquefois encore un petit nombre de gouttes de teinture d'opium y ont été ajoutées.

Breuvage contre la toux.

Dans les cas ou les chevaux ont de la toux,

ou même sont poussifs, j'ai trouvé que le remède suivant calmait et adoucissait la maladie.

Huile de lin............... deux onces.

Lessive d'alkali pur ou caustique.......................... quarante gouttes.

Mélasse. .... une once.

Eau douce,............... dix onces.

Ajoutez-les comme il faut et donnez le tout à l'animal, à jeun.

Bol contre la toux.

Racine de réglisse véritable, en poudre,.................... demi-once.

Farine de lin ou d'orge,.... une once.

Goudron,.................. demi-gros.

Miel, suffisamment pour faire un bol.

On doit cependant compter principalement sur la saignée. Dans ces cas, il faut faire attention de prévenir le courant d'air dans l'écurie. Celle-ci, si elle est bien construite, devrait fournir l'air par son élévation et non par ses ouvertures. Je ne saurais trop recommander cette précaution à tous ceux qui désirent posséder des écuries saines. Du son mouillé, ou eau blanchie, ou bien des infusions d'herbes lénitives peuvent se recommander, telles que celles de mauve, d'hysope, etc., données en abondance et gardées pour cet effet, dans un seau placé la nuit dans la mangeoire. On peut encore se servir de poudres de gomme adragant et de nitre, savoir : six parties de la première pour une de la dernière, mêlées avec leurs *mashs*, ou avec leur nourriture. On les conservera prêtes dans la pharmacie portative ; pour ces occasions, une cuillerée à soupe, pleine, étant la dose suffisante. Les toux sont quelquefois soulagées en excitant l'estomac à une digestion plus active, et par contre, rendues pires par des fourrages altérés par des brouillards et plein de moisissures. Les stomachiques, les amers et les aromates doivent, par conséquent, être employés. Des vésicatoires au poitrail sont aussi salutaires, dans les cas d'affections chroniques de ce genre, et les sétons, ou cautères, par la même raison.

ÆGYPTIAC, OU OXYMELLITE DE CUIVRE.

J'ai préparé ce médicament pendant plusieurs années, de la manière suivante, avec autant de succès, à ce qu'il m'a paru, qu'on en obtient de la préparation plus coûteuse de vert-de-gris, composée pour le corps humain, par la Pharmacopée.

Vitriol bleu *(sulfate de cuivre)*,. douze onces.
Vinaigre, ... quatre onces.
Mélasse, ... trois livres.

Réduisez les cristaux du vitriol bleu en petits morceaux, dans un mortier; mettez-les dans un petit vase de terre (on peut se servir aussi d'une cuillère à pot de fer, quoiqu'elle tende à rendre la mixtion noire), humectant le sel avec le vinaigre, ajoutez-y la mélasse, placez le tout sur un feu clair, et laissez-le bouillir jusqu'à ce que la masse se dispose à gonfler; alors retirez-la du feu et laissez-la à côté jusqu'à ce qu'elle ait acquis une couleur de sang vif. Quand le tout est réfroidi, versez-le dans une jarre, ou petit pot, pour s'en servir au besoin, employant une cuillère de bois pour puiser le contenu, et ayant soin de le remuer auparavant, pour que la liqueur qui surnage se mêle bien avec l'oxide en dépôt. Toutefois, lorsque la préparation est faite, comme il est indiqué ci-dessus, elle est généralement d'une consistance qui prévient presque entièrement la précipitation.

Ce médicament, connu d'ancienne date, et de grand prix, composé ainsi à peu de frais, est salutaire intérieurement comme tonique, et extérieurement pour guérir les talons contus, et pour fermer, par adhésion des surfaces, de vieux ulcères ou abcès fistuleux, ce qui opère de la même façon que le sulfate de zinc, quoique son effet soit plus doux que celui de cette dernière préparation.

POUDRES.

Elles sont de deux sortes, savoir : pour l'usage extérieur et pour l'intérieur. L'avantage des poudres données intérieurement, gît dans la facilité de les administrer, se mêlant avec la nourriture de toute espèce, et n'exigeant pas des moyens désagréables pour faire prendre un breuvage ou un bol. L'emploi, cependant, en est très-borné, car les chevaux ne prennent rien volontairement de ce qui leur inspire du dégoût. Les médecines sont généralement de ce genre. Il est, par conséquent, tout à fait inutile de les leur offrir sous cette forme. Il y a, néanmoins, un autre moyen de leur administrer de petites doses d'une poudre très-fine, c'est de la répandre sur la langue, en tirant cette dernière partiellement hors de la bouche, et comme le cheval ne peut pas facilement cracher la poudre dehors, étant entremêlée avec la salive, elle s'avalera graduellement. On pourrait donner le calomel, si cela est nécessaire, de cette manière. On donne fréquemment aux chevaux l'antimoine et le soufre avec leur fourrage, pour rendre leur poil lisse et de belle apparence. La poudre de réglisse, les aromates et le sel, sont les autres principaux articles qu'on peut administrer ainsi.

Poudre tonique pour rétablir le poil.

Antimoine brut,............. quatre onces.
Fleur de soufre,............. deux onces.
Farine de fève ou d'orge,...... demi-livre.
Mélangez le tout pour l'usage indiqué.

Une cuillerée à soupe, dans l'avoine, est la dose ordinaire.

On leur suppose la vertu d'augmenter la circulation cutanée, et de rendre le poil plus lisse, plus souple, collant mieux sur la peau, ainsi que plus brillant. Il ne faut pourtant pas omettre l'emploi de la main et de la brosse pour remplir de concert l'effet désiré, avec un exercice modéré, qui excite et entretient la transpiration. Ces médicamens appartiennent, toutefois, à un chapitre suivant sur l'*hippoconie*, ou pansement des chevaux, comme étant annoncé dans le frontispice.

Poudre tonique avec du nitre.

A l'article précédent, ajoutez autant de nitre que d'antimoine pour augmenter l'urine.

Voyez l'article condition, à la fin de cette Pharmacopée.

Poudre contre l'écoulement des naseaux.

Cantharides en poudre fine,.. demi-once.
Sulfate de zinc,............ deux gros.
Piment en poudre,......... une once.
Farine d'orge ou d'avoine,... quatre onces.

Donnez une cuillère à soupe pleine, chaque matin, dans l'avoine ou la drèche.

L'action de ce médicament sur l'estomac tend, d'une manière surprenante, à dissiper ces maladies.

Poudre utile.

Curcuma en poudre,......... quatre onces.
Farine d'avoine, poudre de germes d'orge, obtenue du *mash* torréfié et tamisé, ... quatre livres.

Mêlez-les bien, et servez-vous-en à l'occasion, comme boisson ou en poudre. Où le grand remède est patience, celle-ci a son utilité ; ou bien on peut s'en servir comme un véhicule pour d'autres médicamens, dans les boissons, les poudres et les bols. Le curcuma est aromatique à un haut degré, si nous devons en juger par le goût. Sa couleur est belle et riche.

MÉDICAMENS EXTERNES.

POUDRE DESSICATIVE.

Vitriol blanc, ou sulfate de zinc en poudre fine.

Poivre blanc.

Craie légèrement calcinée : quantité égale de chaque ; broyez-les bien ensemble.

Toute excroissance légère de chair peut se réduire par le moyen de cette poudre, en comprimant la partie ou non, selon les cas. En général, cependant, l'usage du couteau, en touchant en même temps la plaie avec un cautère, peut assurer une meilleure réussite, occasionnant aussi, peut-être, moins de peine. La chair des chevaux, quand elle est exposée à l'action de l'air, surtout à l'extrémité des membres, est sujette à des excroissances, qui demandent, pour être enlevées, de l'habileté et des soins.

On se sert de cette poudre, mélangée avec une quantité égale de farine et renfermée dans un sac fait de canevas, ou de telle autre matière lâche, pour poudrer les chairs baveuses, dans les cas de couronnement de genoux, ou la végétation, par l'effet des onguens, a été poussée trop loin. Au reste, l'air, pendant la plus grande partie de l'année, est assez dessicatif par lui-même, pour former des croûtes et sécher ces blessures, si la tumeur y est exposée.

Pour la guérison des genoux couronnés, voyez la dissertation succinte à la fin de cet ouvrage.

ONGUENS.

VÉSICATOIRE SIMPLE.

Cantharides en poudre,.... quatre onces.
Du saindoux, de l'huile d'olive ou de l'huile de cheval,..... deux livres.
Huile d'origan,.......... deux gros.

Mêlez le tout bien ensemble, et faites chauffer l'onguent, tant soit peu, avant de l'appliquer. Frottez-en, comme il faut, la partie pendant huit ou dix minutes. Il est de bon usage dans les entorses ou foulures, et là où les articulations ou membranes sont distendues.

VÉSICATOIRE FORT.

Cantharides en poudre,....... quatre onces.
Esprit de térébenthine,....... trois onces.
Poudre d'euphorbe,......... deux gros.
Du saindoux ou de l'huile,... deux livres.
Huile d'origan,............. deux gros.

On s'en sert principalement pour la poitrine ou l'abdomen, dans les cas d'inflammations des poumons ou des intestins, ou lorsque la tête est affectée.

Vésicatoire chaud.

Résine commune,............... six gros.
Huile de lin,................... demi-livre.
Faites dissoudre la résine par la chaleur, et ajoutez :
Cantharides en poudre fine,..... six gros.
Saindoux,.................... douze onces.
Huile d'origan, deux gros ; amalgamez-les ensemble.

L'huile de lin et la résine ont la vertu de conserver l'onguent dans un état mou quelques jours après l'application, et d'élever de plus larges vessies. La teinture de cantharides sert aussi de vésicatoire ; mais, je me suis si bien trouvé de la prescription indiquée ci-dessus, pour tous les cas requis, que je ne me suis jamais servi de ce dernier article. De l'huile d'olive, tout simplement, et des cantharides, font très-bien lever des vessies ; au vrai, le cuir du cheval est très-susceptible d'en former. Pour ce qui est de vésicatoires et de brûlures, voyez Encyclopédie de Rees, article Vésicatoire, qui est répété à la fin de cet ouvrage.

Huile de laurier.

Le jus épais de la feuille du laurier, ou *lauristinus*,

sert utilement de véhicule aux cantharides. On devrait réduire soi-même en poudre ses cantharides, chaque fois que l'on en a besoin, et les conserver en sac.

Onguent pour panser les jambes cautérisées, ou auxquelles on a appliqué les vésicatoires.

Je laisse, en général, le feu faire son effet pendant trois ou quatre jours, avant que de faire aucune application. Ensuite on peut se servir d'huile douce ou de graisse pour panser et amollir les parties douloureuses. Du baume, du saindoux, de l'huile d'olive ou de l'huile de graisse de cheval, en y ajoutant une petite portion de goudron, sont tous autant d'articles propres à panser les plaies en pareil cas.

Onguent digestif

On fait un onguent digestif et peu coûteux, en amollissant de la résine avec de l'huile de lin ou de l'huile commune.

Prenez de la résine pilée,..... une livre.

De l'huile de lin ou d'olive fine,. douze onces.

Mettez-les sur le feu jusqu'à ce que la résine soit fondue.

Onguent anti-psorique.

Oxide rouge de mercure, broyé fin, ... demi-once.
Saindoux, ... deux livres.

Amagalmez-les bien ensemble et servez-vous-en constamment pendant quelques semaines, jusqu'à ce que la maladie ait totalement disparu, même encore quelques temps après, pour plus de sûreté, car le moindre vestige de croûtes la reproduit.

L'huile de goudron, ou acide pyroligneux, qu'on obtient par la distillation du bois, est une autre application salutaire pour nettoyer la peau de croûtes, et autres incrustations du cuticule. On s'en sert seul, ou amalgamé avec du saindoux. Il purge et nettoye la peau d'une manière très-propre. Il guérit même la gale, si l'on s'en sert assidûment.

Onguent de pied.

Prenez du suif, ... quatre livres.
De la cire, ... quatre onces.
Du goudron, ... demi-livre.

Faites fondre le tout doucement sur le feu, et remuez-le bien lorsqu'il commencera à acquérir de la consistance.

Cet onguent est d'un grand service pour sécher les talons meurtris, les sabots fendus, où le cuticule a été enlevé par la rape des maréchaux, conservant le sabot dans un état de souplesse et d'élasticité, et exempt de fissures. Il sert aussi à boucher les trous et fentes, de quelle nature que ce soit, et pour cet effet il faut lui donner plus de consistance, en y ajoutant une portion de poix.

EXCITANS.

Liniment ammoniacal.

De l'huile d'olive,............ quatre onces.
Ammoniac liquide,............ une once.

Ce mélange bien secoué et agité, devient blanc et épais, formant le savon ammoniacal. Il y a une autre espèce d'embrocation stimulante qui est l'oppodeldoc. Celui-ci est composé de savon dissout dans une quantité plus ou moins forte d'esprit de vin fortement camphré.

Embrocation stimulante.

Huile d'olive,................ trois onces.
Camphre,.................. demi-gros.
Esprit de térébenthine,...... demi-gros.
Ammoniac liquide, ... trois gros.
Eau, une quantité suffisante pour en faire un pot ou deux litres.

Amalgamez bien le tout en l'agitant. Il procure une embrocation bienfaisante.

Charge, ou Emplatre fortifiant.

Les maréchaux donnent (je sais à peine pourquoi) le nom de charge à un emplâtre chaud et stimulant. C'est une application assez inconvenante pour des animaux couverts de poil. Ce qui la fait différer des autres stimulans de la peau, c'est son application continue et prolongée, produisant ce degré de chaleur qu'une pareille enveloppe doit nécessairement donner. Ce qui suit est une des meilleures formules qu'on puisse fournir.

Poix de Bourgogne, ou résine commune,.................... quatre onces.
Térébenthine,............... six onces.
Huile d'olive,................ quatre onces.

On s'en sert principalement pour les efforts ou foulures des reins, ou pour de vieilles entorses de jambes, qui n'ont pu céder à l'effet des embrocations et des vésicatoires. Un emplâtre de poix, étendu sur un morceau de peau, et enveloppé autour de la jambe, d'environ six pouces, sert, pour le même usage, comme un corroborant. Le même emplâtre de poix, sur un morceau de peau, est aussi un excellent remède, lorsqu'il est appliqué de suite, dans les cas d'articulations ouvertes, servant à exclure l'air, quand l'application est bien faite et qu'elle colle bien sur la partie affectée. Je l'ai vu réussir sans avoir recours au cautère.

RAFRAICHISSANS.

Fomentation rafraîchissante.

Prenez du vinaigre,........... quatre onces.
Du camphre dissout dans l'esprit de vin,................... demi-once.
De l'eau, assez pour remplir une bouteille ordinaire; ou bien l'on peut employer deux onces de muriate d'ammoniac au lieu de vinaigre.

Pour foulures, meurtrissures récentes, ou dans les cas de brûlures, là où l'on ne peut obtenir les objets ci-dessus, on y substitue, sans grand inconvénient, de l'eau de source froide, ou de l'eau glacée.

Lotion rafraîchissante.

Extrait de saturne, ... un gros.
Esprit doux de nitre,........... un gros.
Eau, ... un ½ litre.

Pour de légères contusions et meurtrissures; y ayant, au reste, plus à espérer, dans ce cas là, de la patience et de la diminution graduelle de la cause, que de tout autre chose. (*) Des cataplasmes froids et des feuilles d'herbes fraîches et broyées, telles que sureau, choux ou mauve, se rangent sous cette classification d'articles rafraîchissans, ainsi que les raclures de raves, patates ou carottes.

ÉMOLLIENS.

Cataplasme émollient.

A telle quantité de son désignée, ajoutez assez d'eau chaude pour l'humecter, et délayez-les bien ensemble; mettez ensuite du saindoux ou de la graisse de cuisine pour amollir le tout, et l'empêcher de devenir dur et de sécher.

Du beau méteil est meilleur que le son. De la farine de lin ne coûte pas plus et serait à préférer, étant molle, lisse et huileuse.

De la *farine de seigle* forme un bon cataplasme lisse et de bonne consistance. J'ai essayé des pommes de terre, mais je ne m'en trouve pas aussi bien que des substances précédentes.

(*) Il y a des praticiens qui sauront apprécier la valeur de ces prescriptions légères, car les ignorans sont toujours portés à prescrire lourdement, là, où il n'y a aucune occasion, causant des souffrances inutiles à l'animal, et à eux-mêmes de la perte.

Fomentation chaude.

De l'absinthe, de la camomille, des mauves de marais, les trois ensemble, ou séparement. On fait la fomentation en versant de l'eau chaude dessus, dans un seau couvert d'un linge; à peu près cinq pintes sur deux poignées d'herbes.

AGGLUTINATIFS.

C'est pour la première fois que j'ajoute ceci comme un ordre ou bien classe distincte de médicamens, après avoir observé les effets considerables du sulfate de zinc, en procurant l'adhésion des surfaces des parties du corps.

Ce qui suit est la proportion dont je me suis servi pour la solution.

Sulfate de zinc,............ quatre onces.
Eau,....... ½ litre, y compris la solution.

Mon expérience m'a fourni plusieurs cas, qui serviront à démontrer l'utilité de cette application, et qui seront insérés dans un autre endroit.

Lotion restrinctive.

Alun, ... quatre onces.
Eau chaude,.............. demi-litre.

Pour les fentes de cuir, ou gerçures graisseuses; les bords de la plaie étant préalablement enduits de saindoux ou d'onguent pour le sabot.

Eau contre les poux.

Tabac, ... quatre onces.

Eau bouillante, un litre; faites infuser pendant vingt-quatre heures.

Lotion mercurielle pour le même usage.

Sublimé corrosif,.......... deux gros.
Esprit de vin, ... deux onces.
Eau, ... un litre.

Dissolvez le sublimé dans l'esprit et ajoutez ensuite l'eau.

Lavement.

Savon tendre,... deux onces.
Eau, ... trois quart d'un seau plein.

Frottez de savon le dedans d'un seau, versez l'eau dedans, agitez-la avec du son, dissolvez le tout et faites l'injection avec une seringue.

Il est quelquefois nécessaire, après l'injection, de mettre un bouchon de foin ou de paille contre l'anus, et de presser la queue dessus fortement par en bas, pour empêcher que le lavement ne soit trop vîte rendu. On se sert aussi de sel ordinaire, environ une poignée pour un seau d'eau.

Je termine maintenant cette légère offrande d'une Pharmacopée au praticien vétérinaire, contenant quelques augmentations précieuses, ainsi qu'une manière plus simple et plus étendue d'envisager cette matière. Je me flatte de lui présenter, en même temps, une classification plus lumineuse que toutes celles qui ont paru auparavant, étant le fruit de la culture des sciences botaniques et chimiques, dans mon jeune âge. Elles m'ont, en effet, aidé avantageusement à donner de la clarté à cet arrangement.

FIN.

EXPLICATION DES PLANCHES.

PLANCHE PREMIÈRE.

Ma propre expérience m'a convaincu de la très-grande commodité de cet appareil portatif de chirurgie et pharmacie vétérinaire. Il fournit autant d'agrément que de garantie contre l'abus et le pillage. Combien de fois ne renvoie-t-on pas ce qu'on devrait faire, faute de secours placé sous sa main, si l'on ne le néglige pas totalement? C'est pourquoi il ne convient à personne de dédaigner ou mépriser des arrangemens aussi simples. Leur coût est très-peu élevé et l'appareil peut trouver place partout, sans déparer même un appartement. Deux chaînes vont pardessus les commodes, se fixant avec un cadenas, comme l'on le voit dans la planche.

PLANCHE DEUXIÈME.

Fig. 1re. 1. Une caisse avec une boîte de fer-blanc, ayant des compartimens pour les onguens, etc. Un dépôt de bistouris, spatules et instrumens pour les opérations.

2. Sac de peau contenant des rainettes, scalpels, aiguilles courbes, aiguilles à sétons, scalpels à disséquer, flammes, lancettes, râpes de bois, casseaux pour

châtrer, ciseaux, rouelle de cuir, éclisses de fer et de bois, éponges, étoupes, flanelle, toile de coton, ligatures de cordes goudronnées, tablier pour disséquer.

3. Les nouvelles entraves de l'invention de M. Clark, pour mettre bas les chevaux, capuchon pour couvrir les yeux, cordes de relai, cautères à couteau et à pointes, cautère annulaire et seringue pour lavement.

Fig. 2. 1. Boîte cônique contenant trois traités sur les sujets auxquels on a fait allusion dans cet ouvrage.

2. Le sabot du cheval, développé dans toutes ses parties.

3. Différentes espèces de fers à cheval et machine pour ferrer les chevaux.

4. *a*. Tiroir divisé transversalement. Herbes. Sel dans une jarre. Savon liquide.

b. Pot d'aloès. Cuillère à pot. Terrine. Moules pour faire des bols. Sebile.

c. Farine d'orge. Gruau d'avoine. Poudre utile.

d. Pots de faïence. Fioles. Cornet pour faire avaler.

e. Tablette pour préparer les onguens.

Plan de l'arrangement intérieur et du contenu de l'une des commodes.

Fig. 3. Une boîte toute simple avec un couvercle, renfermant des balances, poids, mesures graduées, une spatule, papier, etc.

Fig. 4. Une cassette allant dans le dessus de la précédente, remplie de bouteilles carrées, principalement pour liquides.

1. *Teinture pour tranchées.*
2. *Esprit-de-vin.*
3. *Vinaigre.*
4. *Esprit de nitre dulcifié.*
5. *Essence de térébenthine.*
6. *Huile d'olive.*
7. *Acide sulfurique.*
8. *Acide pyroligneux.*
9. *Sel ammoniac.*
10. *Cantharides.*

a. *Teinture d'opium*, b. *eau de potasse*, c. *eau-de-vie camphrée*, d. *ammoniac liquide*, e. *teinture de myrrhe*, f. *agglutinatif*, g. *acétate de plomb*, h. *huile d'origan*, i. *huile d'anis.*

Fig. 5. Un cabaret avec de petits morceaux de bois pour retenir les flacons d'aromates, couchés dans leur place. Ce cabaret s'enchâsse dans la caisse de dessous et s'en retire par le moyen de l'anse.

1. *Antimoine.*
2. *Antimoine tartarisé.*
3. *Bol d'arméniac.*
4. *Camphre.*
5. *P. de curcuma.*
6. *P. de cantharides.*
7. *Potasse.*
8. *P. de nitre.*
9. *Calomel.*
10. *Piment.*
11. *Craie préparée.*
12. *Nitrate de mercure.*
13. *Sulfate de zinc.*
14. *Sulfate de fer.*
15. *Sublimé corrosif.*

Fig. 6. Une boîte carrée de fer-blanc, avec quatre divisions, trois jarres rondes de grès et un pot de cuivre pour les onguens digestifs.

1. *Onguent digestif.*
2. *Térébenthine.*
3. *Goudron.*
4. *Onguent de pied.*
5. *Ægyptiac.*
6. *Mélasse.*
7. *Saindoux.*
8. *Poix.*

Fig. 7. Le fond de cette caisse forme un magasin separé par des planchettes de sapin de quatre pouces de profondeur; elle a un couvercle, excepté sur le nitre, qui est laissé à découvert par une pièce enlevée : sur ce couvercle reposent les pots d'onguens.

Une anse de laiton sert à lever le couvercle.

1. *Nitre.*
2. *Sulfate de cuivre.*
3. *Cérat.*
4. *Piment.*
5. *Aloès.*
6. *Sulfate de zinc.*
7. *Savon.*
8. *Résine commune.*
9. *Alun.*
10. *Antimoine.*
11. *Craie.*
12. *Poudre de réglisse.*

Quelques-uns de ces derniers médicamens sont le plus en usage et des plus volumineux.

Planche 1re

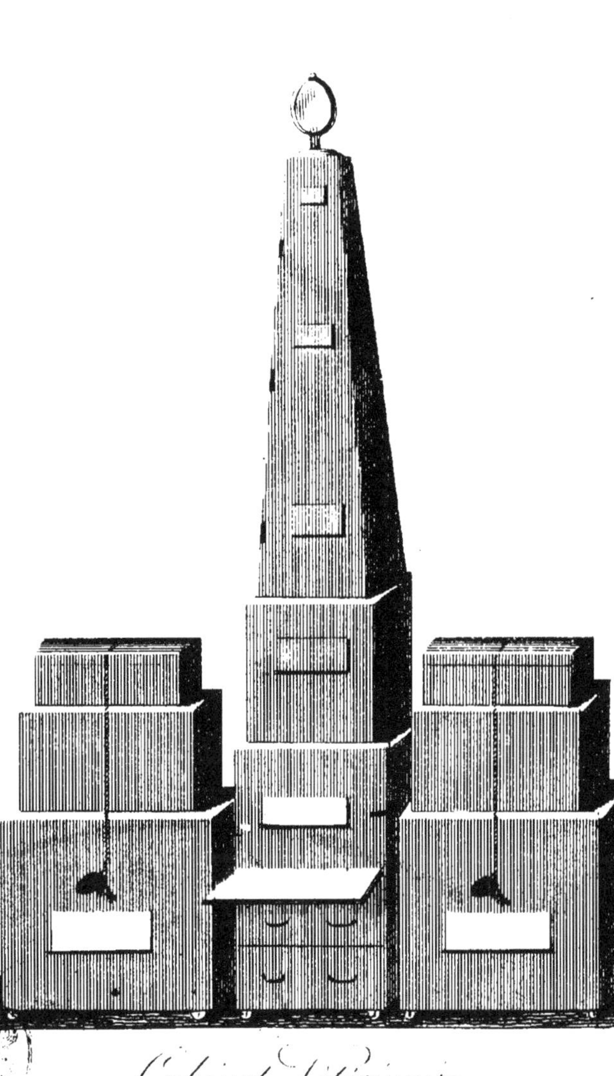

Cabinet Vétérinaire.

Planche IIe

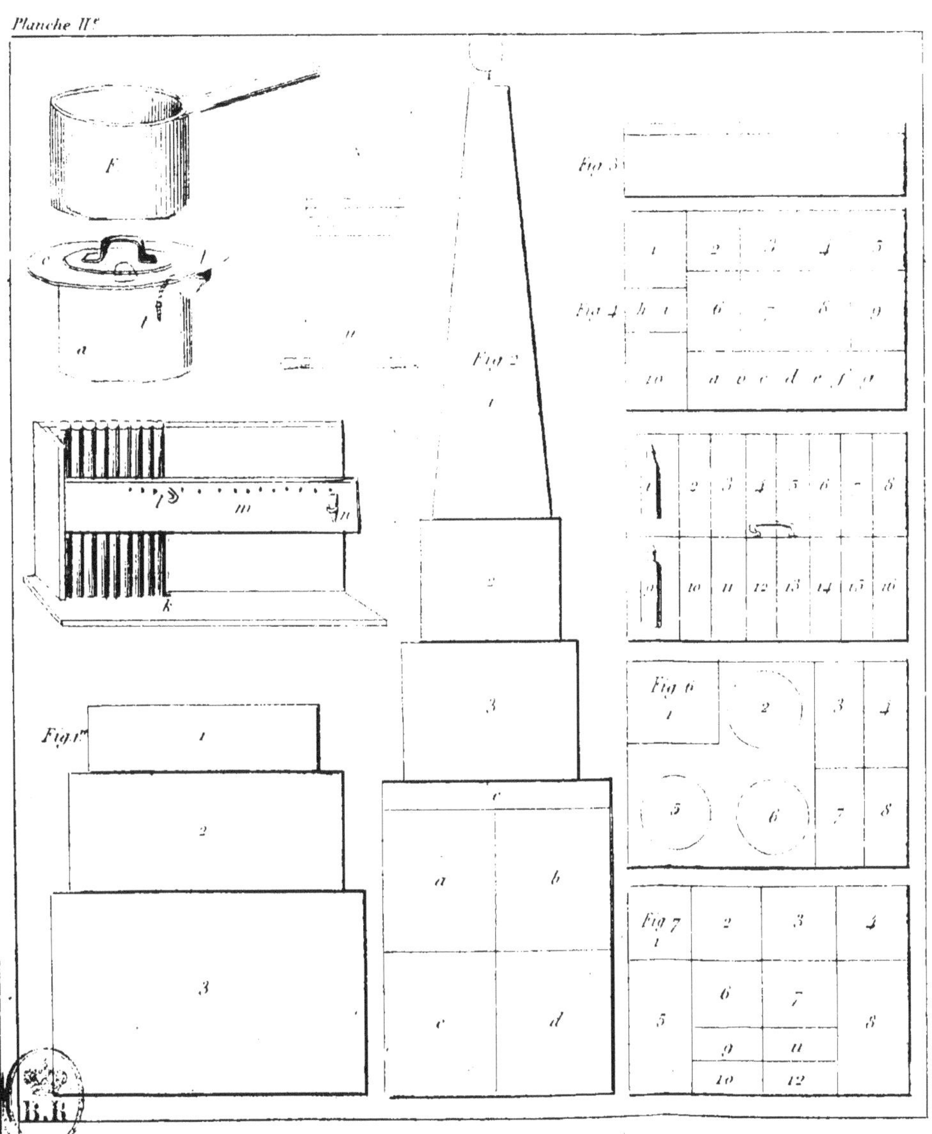

Pharmacopée Vétérinaire.

TABLE DES MATIÈRES.

FIN DE LA TABLE.

ADDITIONS ET ERRATA.

Page 48, *ligne* 16 *de la note :*

J'ai reçu, depuis ce que j'ai déjà dit, la certitude que l'eau bouillait à 98 degrés du thermomètre de Farenheit (29 de Réaumur).

Page 48, *ligne* 18 *de la note :*

Je dois faire remarquer aussi que l'aloès du Cap de Bonne-Espérance est beaucoup plus léger que celui des Barbades, et qu'il demande une plus forte dose pour produire les mêmes effets purgatifs sur le cheval.

www.ingramcontent.com/pod-product-compliance
Ingram Content Group UK Ltd.
Pitfield, Milton Keynes, MK11 3LW, UK
UKHW020925180726
13838UKWH00002B/755